人と食と自然シリーズ **4**

食べものとくすり
―食の薬効を探る―

京都健康フォーラム
監修

大東　肇
編著

木元　久・マイケル・A・ハフマン
山本(前田)万里・吉川　雅之・渡辺　達夫
共著（五十音順）

建帛社
KENPAKUSHA

本書は,「公益財団法人 ひと・健康・未来研究財団」の助成により出版されています。

「人と食と自然」シリーズ刊行にあたって

　「京都健康フォーラム」世話人会では，2000年より毎年1回市民公開講座を開催し，その成果をシリーズとして刊行してきた。フォーラムはアカデミズムと社会人との対話の場であり，テーマとしてすべての人々に関心の高い"食"の問題を"健康"との関連でとらえてきた。その成果はすでに，食と健康シリーズ全3巻（昭和堂，2003～2005年），五感シリーズ全5巻（オフィスエム，2007～2009年）として発刊済みである。

　今回新たに発刊される本シリーズは，2009年より発足したフォーラム「人と食と自然」に対応するものであり，テーマとして，①食と免疫，②サプリメント，③食品脂肪，④食と薬の接点，⑤食習慣とこころ等をとりあげる。食は第一義的には身体の構成成分として，また新陳代謝や運動に必須のエネルギー源として重要であり，その微量成分は体内環境の恒常性維持に役立っている。しかし体内からみれば食物は自然から取り入れられる異物であるので，その恩恵の裏には必ずリスクが伴う。私どもは，食の功罪は二者択一の問題ではなく，自然界の食物連鎖の中で生きる人間の心身相関の多様な遺伝システムの立場から評価されるべきものと考える。本シリーズは以上の観点から企画されたものである。

　　2012年1月

　　　　　　　　　京都健康フォーラム世話人会代表　山　岸　秀　夫

京都健康フォーラム世話人会

代　表　山岸秀夫　京都大学名誉教授（免疫学，分子遺伝学）
世話人　内海博司　京都大学名誉教授（放射線生物学）
　　　　吉川正明　京都大学名誉教授（食品機能科学）
　　　　今西二郎　京都府立医科大学名誉教授（微生物学，統合医療学）
　　　　河田照雄　京都大学大学院教授（食品健康科学）
　　　　大東　肇　京都大学名誉教授（食品科学）
　　　　中井吉英　関西医科大学名誉教授（心身医学，疼痛学）

はしがき

　本書は，公益財団法人 ひと・健康・未来研究財団の年間事業のひとつ「人と食と自然シリーズ」における 2012 年度フォーラムを，『食べものとくすり―食の薬効を探る―』と題して刊行するものである。すでに，本シリーズでは，第 3 巻まで発刊ずみであるが，いずれの巻も当該年度に財団が主催した「京都健康フォーラム」の講演内容を中心に取りまとめ，発刊されてきている。

　"健康で長生き"が社会的に大きな課題のひとつとなっている現在，"食"に求められる期待は大である。特に，糖尿病や高血圧・動脈硬化症，さらには一部のがんなどいわゆる生活習慣病においては，日ごろの生活慣習の工夫や改善でその予防や進展阻止が可能と考えられ，このための具体的な戦略項目のひとつとして食事が注目されているのが現状である。著者の経験から言えば，60 年ほど前（子どものころ）は，母親から好きでもない食材（野菜）を「これは体にいいから」と食べさせられた時代であった。理屈抜きの強制的な時代であったが，今では，多彩な生理的機能が次々と科学的に解析でき，効果のあるものについてはそれなりに理屈を語ることのできる時代となったのである。言わば，入口と出口での現象論であった事象が，生体内で何が惹き起こされているかを物質レベルで解明できるようになってきた昨今である。

　このような背景下，2012 年度のフォーラムでは，「食べものとくすりの接点を探求する」を全体のテーマとして開催したところである。狙いとするところは，健康の維持・増進において食べ物に期待される生理的な効能を，科学的な裏づけをバックに，改めて，納得・認識してもらうことにあった。今風に言えば，機能性食品科学に触れていただく機会としたわけである。

　実際のフォーラムでは，序章でも触れているように，薬の原点と

も言うべき動物（野生チンパンジー）の疾病に対する食材選びの世界に始まり，医食同源の視点から薬用食物の話題，さらには，トウガラシの辛味成分・カプサイシンを例に，最近の薬用食物の広範な生理機能に関する科学的展開を，そして最後には，食素材の薬的資源としての可能性・有用性について，カニ殻からの薬の開発に関する講演があった。

以上4題の内容をまずは取りまとめたところではあるが，折角の機会でもあるので，本書では，併せて，その生理機能の応用化・実用化に至っている具体例として"茶の機能"に関する話題を取り上げ，全体の内容を補完・充実させた。

本書は，食の機能（特に薬理的効能）に興味を持たれる一般読者への啓発書となるばかりでなく，農学，医学，薬学，食品科学，生活科学など幅広い分野の初期研究者や関連の学生・専門学校生らの教科書・参考書・指針書にもなることを期待している。

おわりに，ご多忙にもかかわらず，本書のためにご執筆いただいた先生方に感謝申し上げるとともに，その企画・実施にご尽力いただいた山岸秀夫先生ならびに内海博司先生（いずれも公益財団法人体質研究会主任研究員，京都健康フォーラム世話人）に深謝いたします。また，京都健康フォーラムの開催ならびに出版のために多大のご支援をいただいた公益財団法人「ひと・健康・未来研究財団」に厚く感謝申し上げます。最後になりますが，本書の刊行にあたり種々ご尽力いただいた建帛社に心から感謝致します。

2014年2月

編者　大東　肇

目　次

- ●「人と食と自然」シリーズ刊行にあたって ……………………… *i*
- ●はしがき…………………………………………………………… *iii*

序　章　食べものとくすりの接点 …………… 1

第1章　野生霊長類の薬用植物利用

1. はじめに………………………………………………………… 7
2. 生き物と薬効成分による自己防御…………………………… 8
3. 薬用食物（Medicinal Foods）――霊長類日常食の薬理効果 …… 12
4. 野生霊長類の薬用植物利用の可能性
　　――寄生虫駆除を目的として……………………………… 15
5. マハレチンパンジーの自己治療行動に関する具体例と展望…… 17
6. 葉の呑み込み行動の生態学…………………………………… 26
7. 類人猿自己治療植物の民間薬的利用法……………………… 29
8. 動物の薬用植物利用と民族生薬学の由来について………… 31
9. 今後の研究の方向性と実際の応用…………………………… 31
10. おわりに………………………………………………………… 34

第2章　薬用食品にメタボリックシンドローム予防物質を探る―医食同源の視点から

1. はじめに………………………………………………………… 37
2. 医食同源――食物に薬効を期待……………………………… 38
3. 薬用食品――食物と薬の狭間………………………………… 40
4. 茶花――救荒食からダイエット素材………………………… 42
5. ローズヒップ――未利用資源（種子）の有効利用………… 51

6．甘茶——機能性甘味料……………………………………54
 7．パームシュガー——体に優しい砂糖………………………56
 8．おわりに………………………………………………………59

第3章 辛味成分カプサイシン —トウガラシの健康科学

 1．トウガラシについて…………………………………………63
 2．カプサイシンとは……………………………………………66
 3．カプサイシンの生体への作用………………………………69
 4．カプサイシン受容体について………………………………74
 5．カプサイシン受容体を活性化する食品成分………………76
 6．TRPA1を活性化する食品成分……………………………78
 7．カプサイシン受容体阻害化合物……………………………79

第4章 グルコサミン類の機能と新たな製造方法

 1．はじめに………………………………………………………85
 2．グルコサミン類の違いについて……………………………86
 3．天然型グルコサミンとはなにか……………………………87
 4．N-アセチルグルコサミンは体内のどこにあるのか ……87
 5．なぜグルコサミン類に変形性関節症の改善効果や
   美肌効果が期待されているのか…………………………90
 6．グルコサミンの抗炎症作用と細胞機能調節作用…………90
 7．グルコサミン類の体内動態
   ——どのように吸収・代謝されているのか……………92
 8．グルコサミン類の製造原料について………………………92
 9．グルコサミン類の製造方法と性状の違いについて………95
10．グルコサミン類の発酵生産…………………………………97
11．強固なカニ殻由来のキチンを直接分解できる微生物の探索……98
12．微生物の分類・同定………………………………………*102*

13. 変異育種によるFPU-7株の高機能化 ……………………………… *103*
14. グルコサミン類関連商品の選び方………………………………… *106*
15. おわりに …………………………………………………………… *109*

第5章　お茶の健康機能性 ─その解明と利用技術の開発

1. はじめに …………………………………………………………… *113*
2. お茶の種類と緑茶に含まれる成分 ………………………………… *115*
3. 栄養成分・機能性成分の種類，含有量……………………………… *117*
4. 緑茶の健康機能性 …………………………………………………… *120*
5. お茶の健康のための淹れ方と利用法 ……………………………… *137*
6. おわりに …………………………………………………………… *139*

● 索引 ………………………………………………………………… *145*

──序　章──
食べものとくすりの接点

大　東　　肇*

　本書の背景となっているのは"薬食同源あるいは医食同源"の世界である。食べ物は，ヒトが生存するためのエネルギー源（食の一次機能）であることはもちろん，"美味しさや快さ"を呼び起こす嗜好性追求源（食の二次機能）であることは言うに及ばない。しかしながら，よくよく考えてみると，われわれには，昔から，食に対してエネルギー源・嗜好性追求源として以外に求めていた世界があったものと推察される。理屈はともかく，"体によい"と語られてきた世界である。

　世の現状に目を向けてみると，"健康で長生き"が地球規模でのひとつのキーワードになっていよう。この"健康で長生き"の成就に向けては，現今下，一部のがんや糖尿病，さらにはメタボリックシンドロームやそれに由来する動脈硬化症などさまざまな生活習慣病への対処が，とりわけ重要な課題となっている。つまり，これら生活習慣病を患わない，あるいは患ったとしてもその進展を可能な限り抑える予防的処方の重要性が叫ばれ，そのひとつとして食慣習に注目が集まってきていることは当然のことであろう。このようなことを背景として，近年，いわゆる"機能性食品"が華々しく登場してきた。

　ここで少し，機能性食品およびその科学を振り返ってみよう。冒頭に記載した食の機能のうち，エネルギー源・嗜好性追求源としての食の機能については

＊　京都大学名誉教授・福井県立大学名誉教授

古くから研究対象になっていた。ところで，1980年代初頭に，関連研究分野における当時のわが国のリーダーたちは，食品の機能に関する従前の研究を精緻に解析し，エネルギー源や嗜好性追求源としての機能をそれぞれ一次および二次機能に整理・区分するとともに，これら以外の重要な機能として，生体の調節や保護機能に注目した。つまり，新しい視点に基づいた機能を，それまで意識の外にあったところからわれわれの眼前に如実に引き出したわけである。彼らは，この機能を"食の三次機能"として提示・区分するとともに，その後の系統的・総合的な研究の礎を作ったことになる。ご存知のように，この世界はその後，食品学のみならず，医学，薬学など関連分野や産業界を巻き込んだ，いわゆる"機能性食品"と称される国家的研究プロジェクトへと進展し，現在に至っている[1]。

　機能性食品やその科学は，"薬食同源"の考え方を背景に持つわが国では比較的受け入れやすいものであったが，1993年に"Japan explores the boundary between food and medicine"のタイトルにて『Nature誌』で紹介されるなど欧米でも注視されるところとなり[2]，そこで提唱された機能性食品の英訳語"physiologically functional food"は種々の同義語である"designer food"，"pharmafood"，"agromedical food"あるいは"neutraceuticals"などとともに国際的に認知される英語句となっている。このように，機能性食品（科学）は，現在では国際的な拡がりを持つに至っていることを考えると，先達の慧眼に敬意を表さざるをえない。

　さて，話を本題に戻すことにする。本出版は，「京都健康フォーラム2012」における主題「食べ物と薬の接点」にある世界を覗いてみることにある。正に，上に紹介した"機能性食品（科学）"の世界である。フォーラムでは下記4題の講演（括弧内は講演者・所属）があり，本書では，その内容が，第1章から第4章までにまとめられている（講演タイトルは本書における各章のタイトルとは若干異なっている場合がある）。

1. 野生霊長類の薬用植物利用
   (マイケル・A・ハフマン，京都大学准教授)
2. 薬用食品にメタボリックシンドローム予防物質を探る
   (吉川雅之，京都薬科大学教授)
3. トウガラシの辛味成分・カプサイシンの最近の展開―カプサイシンの生理機能から辛味の健康科学を覗く
   (渡辺達夫，静岡県立大学教授)
4. 抗炎症性成分グルコサミン類の機能とカニ殻からの調整
   (木元 久，福井県立大学教授)

　本書は，上記一連の話題を，薬の原点から科学的基盤による実際の薬の開発へとつながるような流れを持たせ，構成してある。
　第1章では，著者の鋭い観察眼による野生動物（チンパンジー）の採食行動の解析を通して，チンパンジーも薬を利用しており，その起源を"食"に求める文化的所作のあることを明示するとともに，この成果をさらに拡げ，類人猿や人類社会（主として近代薬をもたない低開発域）における天然薬物の発祥やその歴史，さらには利用の状況などについて言及するなど，現代の薬の開発にもヒントになるかもしれない情報がまとめられている。
　この話題は，次いで第2章において，生薬学における"薬用食物"の話に引き継がれている。すなわち，その例として，メタボリックシンドローム予防性植物成分について数多く紹介されている。生薬学領域では，素材やその効能などは必ずしも科学文献的に網羅・整理されているとは限らない。このような背景下，読者には，著者独特の視点による伝承的素材の掘り起こしや，その後の科学的展開を，是非とも理解していただければ幸いである。
　続く第3章では，薬用食物の代表である香辛料・トウガラシを例に，その辛味成分カプサイシンのさまざまな薬理的効果を取り上げるとともに，辛味レセプターの発見やそこから派生する最新の科学的成果について紹介されている。この辛味レセプターは味覚ばかりでなく，痛覚などさらなる基本的な情報伝達

に密接に関連することから，近年，生体内情報伝達の仕組み解明に向けた一大研究対象にまで進化してきており，さらなる発展が期待されるところである。いずれにしろ，本話題において，読者には食素材因子であるトウガラシの辛味成分・カプサイシンの薬理作用における科学的知見蓄積の歴史をたどって欲しいところである。

第4章は，カニ殻成分（高分子キチン）を出発素材として，ヒトレベルでその効果が実証されている抗炎症性・鎮痛性薬剤（アセチルグルコサミン）の開発の話題である。われわれはカニ殻を食べるわけではないし，また，たとえ口に入れたとしても，このような高分子は体内に取り込まれはしない。つまり，消化されない化合物なのである。一方，キチンの構成単位である抗炎症性低分子・アセチルグルコサミンを原材（キチン）から得る技術は確立されていたが，その技術では酸による分解など化学的工程が数多く含まれ，多くの課題が残されていたところである。本章は，この工程を微生物（実体は酵素）の力で一気に解決できた話題を取り上げたもので，食素材が貴重な薬品開発の出発原料になることを認識していただくための格好の例となろう。

食の機能に関する最近の興味ある具体例は，上記4題に限られたものではなく，数限りなく存在する。本書では，そこで4題に加えてもう1題とりまとめることにした。すなわち，わが国における重要，かつ代表的な機能性食素材であり，実生活においても忘れることのできない"茶の機能"に関する話題である。近年，万能薬的な健康機能が謳われている茶について，その利用の歴史や多様な製茶法，さらには最近の広範な機能に関してまとめられている。とりわけ，わが国独特の茶飲料である緑茶における抗アレルギー性メチル化カテキン量の高い品種の発見・開発に関する一連の展開は，著者の地道な研究成果を紹介したものとして極めて興味深いものである。

本書は，以上5つの話題を取り上げ，まとめてある。読者の皆さんには，これらの話題を通して，従来，エネルギー源や嗜好性追及源と捉えられていた食の一面には，すべてではないにしても，いわゆる三次機能で区分される薬的効果があることを認識していただければ幸いである。今後，科学的に実証されつ

つある一連の機能性を,われわれの世界にいかに生かしてゆくかが大事なことと考えられる。

文　献

1) 大東　肇,西野輔翼,大澤俊彦,吉川敏一,吉川正明（編）：食と生活習慣病—予防医学に向けた最新の展開．昭和堂,2003.
2) Swinbanks, D. and O'Brien, J.：Japan explores the boundary between food and medicine. Nature, 1993；364；180-181.

第1章
野生霊長類の薬用植物利用

マイケル・A・ハフマン*

1. はじめに

　著者は，1980年代前半から野生霊長類の社会生態学的調査・研究に取り組んできた。この過程で，東アフリカ・タンザニアのマハレ山塊国立公園に棲む野生チンパンジーがある種の植物を，特に寄生虫駆除のための処方（薬）に使っていると考えられる研究成果を得，これに端を発し，その後さらに幅広く霊長類の薬用植物利用についての研究を深めてきた[1,2]。本稿では，これら一連の調査・研究の経緯や結果を背景に，ヒトをも含めた薬の原点や，食と薬との接点についての著者の考えをまとめてみたい。

　病気の予防や健康維持と病気の治療やその症状を軽減するための植物利用に関する著者らの調査・研究を中心に具体例を紹介し，野生霊長類の薬用植物がわれわれ現代人にとってどのような意義・価値があるのか，また，ヒトが伝統的に，動物の観察を通して，どのように新しい薬を見つけてきたかについて思いを馳せつつ，以下とりまとめてみる。

　霊長類の社会生態学領域では，現今下の重要な課題として，動物が日常的に食べる植物に含まれている二次代謝産物をなぜ食するのか，あるいはまた，毒物をも含むこれら植物に対してどのように対処しているかについて焦点が当て

---

*　京都大学霊長類研究所社会生態研究部門社会進化分野

られている。栄養的には乏しいと考えられるこれらの種あるいは部位の非栄養的採食意義に，ここ数年，興味が持たれ，そのひとつとして薬理的効果が指摘されてきた。最近では，非栄養的に摂取される植物がさまざまな薬理作用を持ち，疾病の治療や健康を維持するために有効であるとする仮説が，アフリカの大型類人猿研究により提出されるに至っている。すなわち，大型類人猿の行動観察により，偶然ではなく，薬効を期待して積極的にこれらの植物を摂取し自ら病気を治療しているとの報告である。後に紹介するが，例えば，東アフリカのチンパンジーが，強烈な苦味を持つ髄部液を積極的に飲むことや，葉をそのまままるめて呑み込むといった非栄養的摂取が，生態学的・寄生虫学的解析より寄生虫感染症の制御にあるとの仮説が提出されている。これらの調査結果は，現時点で，哺乳動物一般における自己治療に関する状況証拠を強く提供しているものと考えることができる[3]。

2．生き物と薬効成分による自己防御

　サルやチンパンジーが賢いから自己治療行動ができると，一般には理解されるかもしれないが，決してこれは霊長類に限ってみられる行動ではない。よく考えれば，すべての生き物は植物の薬効成分（生理的機能成分）を用いて自己防御を図っていると考えてよいだろう。なぜなら，霊長類だろうが鳥や魚，さらには昆虫であっても，病気やストレスに対して自らの健康を維持する手段がなければ生存できないからである。

（1）植物自身の自己防御

　最も初期に植物成分を自己防御のために利用したのは植物自身である。植物は自分の身を守らなければ捕食者に食べられてしまうからである。植物は，葉における光合成によって栄養成分を作る。糖やタンパク質源になる葉などの植物部位がさまざまな動物に食べられている。被食を妨げるために，植物は二通りの被食防御方法を持っている。1つ目は，化学物質による化学的被食防御で

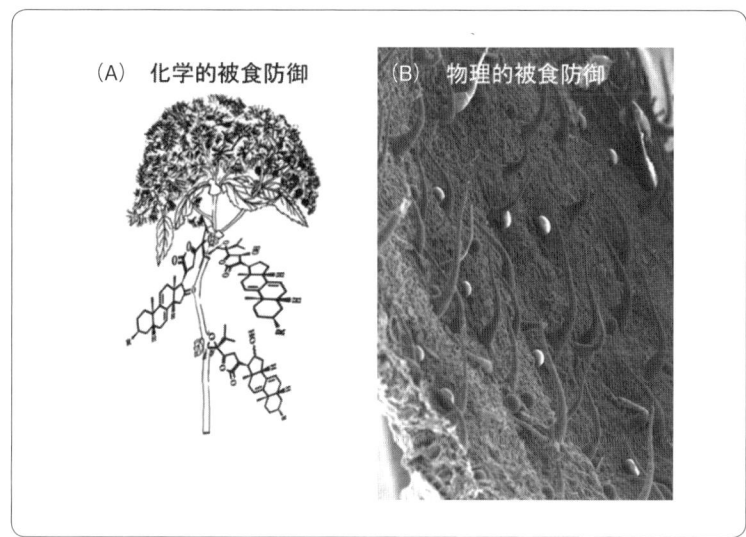

図1-1　植物による被食防御システム
　A：葉などを含む毒性のある二次代謝産物による被食防御。後に記すように，ベルノニアの葉にはセスキテルペンラクトンやステロイド配糖体類などの苦味性の二次代謝産物が含まれている（イラスト：マイケル・A・ハフマン）。
　B：ほとんど目で見られない，小さな固い突起物がアスピリアなどの葉の表面に密集して生えている。電子顕微鏡写真で見えるアスピリアの葉の表面（写真：マイケル・A・ハフマン）。

ある（図1-1）。毒性のある二次代謝産物によって植物の大事な部位はまずくなるが，その多くの成分は苦いものである。捕食者にとっては警戒信号でもあるこのような苦い葉を食べすぎると，消化不良など体調不良をきたすので，その植物の摂取を回避するようになる（表1-1）。2つ目は，大きなトゲを持つか，あるいは葉の表面を目ではほとんど見えない小さな固い突起物で覆うなどの物理的被食防御である（図1-1）。ザラザラ感のある表面をもたらすこの小さな固いトゲはガラス状のシリカという消化しにくい物質によってできており，これを多量に食すると消化不良になる。

表 1-1　一般的な植物二次代謝産物とそれらが動物に与える影響

化合物のタイプ	薬理効果（特記事項）
テルペノイド，アルカロイド	イオンチャネルの修飾（高毒性）
イソキノリンアルカロイド	DNAに挿入，受容体と相互作用，痙攣作用（毒性があり，苦みを呈する）
キノリジンアルカロイド	ACH受容体に結合（毒性があり，苦みを呈する）
トロパンアルカロイド	ACH受容体の阻害（高毒性）
ピロリジジンアルカロイド	変異原性，発がん性（肝臓毒）
シアン配糖体	呼吸阻害
アルジアック配糖体	Na^+/K^+-ATPase阻害（高毒性）
テルペン	利尿作用（苦み）
揮発性テルペン	抗菌性，刺激性
揮発性モノテルペン	抗菌性（芳香性）
サポニン，アミン	生体膜に対し界面活性（苦み）
トリテルペン，サポニン	生体膜に対し界面活性（苦み，催吐性）
セスキテルペン，ピロリジジン	変異原性，発がん性，刺激性（細胞毒，肝臓毒）
コンバラトキシン	Na^+/K^+-ATPase阻害（高毒性，苦み）
アントラキノン	便通作用（毒性）
フェノール性物質	収斂（しゅうれん）性，抗消化性
セルロース，ヘミセルロース，リグニン，シリカ	非消化性

（2）昆虫の植物利用

　要するに，本来植物を守るためにできあがったこの2つの防御方法を，第三者である多くの動物（昆虫から哺乳動物まで）が自分の身を守るために利用しているわけである。進化過程のなかで，昆虫が最初にこの行為に踏み出したと考えられる。開花や果実が実る時期には，これらを利用する昆虫の種類が爆発的に増え始める。その際，昆虫が栄養目的以外にもその植物を利用している事象を私たちは数多く認めることができる。例えば，昆虫が花粉を運ぶことによって，植物の繁殖を保証している。昆虫側から見れば，栄養目的として利用することはもちろんであるが，他方では，"生薬物食"という植物利用でもある。"生薬物食"とは，言葉通り，薬用植物（生理的機能植物）を摂取することを意味し，植物を"助ける"一方で，昆虫がこの植物の機能性二次代謝産物を体内に

蓄積するという，栄養摂取以外の植物利用である。この利用のあり方（機能）は多彩である。例えば，性フェロモンの先駆物質としての機能である。昆虫はある種の植物から得られる特殊な成分がなければ，性フェロモンをつくり，異性を寄せ集めて繁殖することができない場合がある。さらにまた，社会的伝達手段としての機能や，天敵防御としての機能もある。こうした被食阻害物質を体内に蓄積することによって，捕食されにくくなる。ほかにも，抗寄生虫物質として植物成分を利用する昆虫もある。このようなことを背景に，近年，昆虫から霊長類まで多くの動物による薬用（生理的機能性）植物利用について関心が持たれている。

（3）野生霊長類の薬用植物利用

著者らは，野生霊長類の薬用植物利用行動を，動物，植物，病原体の三者の複雑な関係に焦点を当てて研究を進めている。現今下研究が急速に進んでいるチンパンジーやその他の野生霊長類では，日常，栄養価に富んだ果実や葉，若い芽などを食べるが，それ以外に，特殊な二次代謝産物を含む多彩な植物部位も食べている。寄生虫は多くの病気を誘発し，個体それ自身の行動にはもちろん，繁殖能力にも影響を及ぼす。したがって，これらの悪影響を取り除くことは重要である。霊長類以外の哺乳類，鳥類，昆虫類においても，採食した植物二次代謝産物が寄生虫駆除に効果があるという可能性を示唆する研究が数多くなされている[2,3]。寄生虫感染症が宿主へ与える影響や，感染した際の宿主への反応は，長い進化の過程で培われてきた産物であることは間違いない。

野生霊長類の薬用植物利用を解析・理解するうえで，難点でもあり，また重要な研究的視点のひとつは，二次代謝産物の豊富な植物を栄養補給の目的で採食し，その結果として間接的に薬効を得ている場合と，直接薬効を期待して意識的に当該植物を採食する場合とを区別することである。ヒトの社会でも食用と薬用植物の区別は，元来あまり明確ではなかった。その顕著な事例として，アジア各地の日常食にみられるスパイス，香辛料，各種ハーブなどをあげることができる。これらのなかには，抗菌，抗ウイルス，抗酸化や発がん抑制作用

など生体防御や機能調節作用が期待できるものもあることはよく知られた事実である。霊長類に限らず，動物全般の薬用植物利用研究への理解と発展をさせるためには，個体レベルにおいて，それぞれの食物摂取が健康の維持や病気の治療にとってどのような影響を与えるのかや，個体はそれを求めて摂取するのかどうかなどを追求する必要がある。

　野生霊長類の自己治療能は，各個体の経験や社会学習により，また，部分的には本能・食欲を通して，さらには通常の採食行動の副次的産物としてもたらされる。現存する野生霊長類の採食行動は，これらの経験や結果が記憶され定着してきたものであろう。西タンザニア（マハレ地域）では，ヒトとチンパンジーでよく似た病徴を示す疾病に対し，同じ植物を選択していることがわかってきた。この事実は，おそらく両者が系統的に最も近縁であることに由来しているからであろう。霊長類についてのこの種の調査・研究は，初期人類の自己治療から現世人類の医療行為への進化の過程を考察するうえで，格好の手がかりとなるであろう。また，動物の自己治療研究には，ヒト，家畜，飼育動物などの寄生虫感染症を効果的に治療することに対する天然物の有効利用や新しい治療方法の提供についての期待を抱かせるものである[4,5]。

　現時点において，霊長類をはじめとする動物一般の自己治療行動は，大きく4つの段階に分けることができる。すなわち，①感染を避けることや病原体との接触を低減すること，②病気の予防や健康維持に効果のある植物を少量ではあるが頻繁に摂取すること，③病気の治療やその症状を軽減するため，生理機能のある植物部位を少量ではあるが，限られた回数利用すること，④当該素材を治療や予防のため，体の外部にこすりつけること，である。

3．薬用食物（Medicinal Foods）──霊長類日常食の薬理効果

　ここでは，霊長類が日常的，あるいは特定の季節に摂取する植物の健康を維持する可能性について，栄養価に乏しいが生理的機能に富んだ植物性食物の摂取の具体例を紹介する[2]。

（1）栄養価の乏しい樹皮と木部の採食と薬理効果

　樹皮と木部は繊維質や木質に富むが，時には毒性もあり，消化性はよくなく，栄養価も低い。チンパンジーやゴリラが多彩な種の樹皮や木部を頻繁に採食することはよく知られているが，日常食のなかで栄養価の低い樹皮などの摂取意義についてはほとんど明らかにされていない。他方で，アフリカの民族生薬学の文献によれば，これらの植物樹皮のなかには重要な薬理効果を持つものが多数含まれている。

　タンザニア西部にあるマハレのチンパンジー（以下，マハレチンパンジー）は *Pycnanthus angolensis* の樹皮を採食するが，西アフリカの人々も，下剤，消化剤，吐剤，歯痛止めなどとして利用している。また，マハレチンパンジーは現地人が胃痛の治療薬として利用（噛む）する *Grewia platyclada* の樹皮を剥いで噛んでいることが時々観察されている。同じくマハレのチンパンジーは *Erythrina abyssinica* の樹皮を時に食するが，この種の樹皮の抽出物からは強い殺マラリア原虫および抗住血吸虫活性が認められている。一方，ゴンベのチンパンジーは，*Entada abyssinica* の樹皮を時々食しているが，ガーナの人々はこれを下剤または吐剤として利用している。ギニア，ボッソウのチンパンジーは極めて苦い味のする *Gongronema latifolium* の樹皮を食べる。西アフリカの人々は，この植物の茎を肛門にさしこみ，下剤，腹痛，腸内寄生虫感染症の治療に利用している。

（2）果実や葉の採食と薬理効果

　チンパンジー，ボノボ，ローランドゴリラなどは概して果実食者であるが，同時に葉，髄部，種子，花，樹皮，樹液などの多様な部位や部位素材を採食している。これら植物各部位からは，これまで種に特徴的な産物として，多彩な二次代謝産物が分離されてきている。

　西ウガンダ，キバレのチンパンジーは，*Phytolacca dodecandra* の果実を多量に高頻度で採食している。その実には苦味があり，少なくとも4種の毒性トリテルペンサポニンを含んでおり，これらは単独または混合物のわずか2gで

マウスとラットに対して致死量となる。果実に最も多量に含まれているこれらサポニン類は住血吸虫の中間宿主である巻貝を殺す作用があり，現在アメリカで殺巻貝剤として開発中である。その他の生物活性としては，抗ウイルス，抗菌，避妊，殺精子，胚毒性作用などがあげられている。

　野生のジョウガ系統（*Aframomum* 種）の髄部や果実はアフリカ全土のチンパンジー，ボノボ，ゴリラが採食している。野生ジョウガの一種 *Aframomum sanguineum* の果肉に強力な抗菌活性物質が含まれていることが知られている。またこの実は，バクテリア感染や真菌感染の治療薬として，さらには駆虫剤として田舎の市場や路端で市販されている。

　著者らは，ゴリラの3亜種で報告されている全食物リストを対象に，チンパンジーの場合と同様に，摂取する食物部位と現地の人たちが薬として使っている重複度を調べた。その結果は驚くべきことに，ゴリラの摂食種や部位には多彩な生理作用のあることが明らかになった。例えば，強心作用，覚せい作用，免疫賦活作用，がんの成長抑制作用，殺菌，駆虫，さらには抗ウイルス作用のあるものが含まれていた。北部コンゴのンドキの森では，*Thomandersia laurifolia* の若葉の先端をローランドゴリラ（*G.g. gorilla*）が噛むことがまれにある。原住民はこの若葉を抗寄生虫薬や解熱剤として利用しているとのことである。この葉の抽出物には，弱いながらも抗住血吸虫作用が認められている。残念ながら，現時点では当該ゴリラがどれくらいの量を，どのような使い方をしているか，また，どのような状況においてそれを使っているかということについては不明である。

　アフリカ大型類人猿だけではなく，霊長類目全体は，日常的に薬用食物を摂取していると考えてもよいと思われる。例えば，著者とアンドリュー・マッキントッシュ（京都大学霊長類研究所・助教）の最近の研究によれば，その棲息域の北限である下北半島から南限である屋久島にわたる10カ所のニホンザル群において，腸内寄生虫感染症と採食植物メニューの内容の間には興味深い関係がみつかった。それは，南に行けば行くほど，各群内のサルに検出される寄生虫種の数が増える。一方，サルの植物性食物に含まれている抗寄生虫作用のあ

る摂取部位の数も有意に増えることがわかった。要するに，ニホンザルの植物性食物メニューは，寄生虫感染状況など棲息環境によって大きく左右されていると示唆される。一方，サルの食事メニューにおいて，抗寄生虫作用以外の薬効作用を持つ植物種は，各群の腸内寄生虫種の数と相関しないことも明らかであった。サルが意図的にどれだけメニューを変えているのか，あるいは地域別の植物生態の違いによるものなのかは，まだよくわかっていないが，サルの日常食と寄生虫感染には何らかの関係があるようにみえる。

　ここでひとつ面白い例を紹介しよう。タケニグサ（*Macleaya cordata*）は複数のニホンザル群の食物リストに載っている。春になると，ニホンザルはこの多年草の茎を食べるが，栄養価に比べて，この強烈に苦い薬理的作用は印象的である。含まれる黄色アルカロイド sanguinarine は Na^+/K^+-ATPase 阻害*（高毒性）作用を持ち，抗菌作用も知られている。生態観察によると，ニホンザルが春先に寄生虫を駆除するため利用しているのではないかと考えられている。マッキントッシュの未発表データによると，ニホンザルに感染するサルの腸結節虫（*Oesophagostomum aculeatum*）や糞線虫（*Strongyloides fuelleborni*）に対して，*in vitro* 試験における殺虫効果が認められている。

　　*：Na^+/K^+-ATPase は，細胞内外の電位を制御し，浸透圧の調節に機能している。この機能が阻害されると心筋の収縮力が損なわれるなど，重篤な機能障害に至る。

4．野生霊長類の薬用的植物利用の可能性──寄生虫駆除を目的として

　寄生虫感染症に対する霊長類の薬用植物利用を理解するためには，この解明に大きく貢献してきたマハレでの研究成果を紹介しなければならない。著者は，マハレチンパンジーが食用とする植物に寄生虫駆除の効果があるかどうかについて，アフリカの民俗生薬文献の調査を行った。本分析では，マハレチンパンジーの採食種192種中，学名まで同定されている非栽培種172種を対象とした。

植物種によっては複数の民間生薬として利用されているが，172種の22%に当たる43種は寄生虫や胃腸病の治療薬として使用されていることがわかった。マハレチンパンジーがこれら43種すべてをこのような薬理効果を狙って採食しているとは限らない。しかしながら，16種の植物において，それぞれの採食部位計63部位の16%に当たる20部位が，ヒトが腸内寄生虫症や胃腸病の治療薬として利用している部位と一致していた。さらに興味深いことに，これら16種の植物では，チンパンジーによる採食頻度が雨季に際立って高い傾向を示していた。この事実は，後に述べる野外観察結果と併せ考え，これらの植物がマハレチンパンジーがたびたび感染する腸結節虫（*Oesophagostomum stephanostomum*）の制御に何らかの形で関係しているのではないかと考えられる。

上述したニホンザルの研究においても，よく似た傾向が認められた。先に述べた10カ所の群れで記録された694種類の植物性食物から，サルは1,664部位（葉，茎，実，花など）を摂食していた。各群において，平均12〜18%の部位が何らかの抗寄生虫作用か，それに伴う症状を治療する作用があることは民間薬利用法や実験結果による結果から示唆された。さらに，これらの植物部位の合計198部位中の55.3%（$n=109$）は民間生薬として寄生虫病や胃腸病の治療に使用されていることがわかった。

東南アジアのオランウータンについては自己治療の全貌がまだ明らかにされていないが，彼らも多くの植物の形成層を主とした樹皮を採食することが知られている。多くの場合，樹皮は噛み搾られるだけで，繊維質は食べられることなく吐き出されることが知られている。このような採食行動は，アフリカの大型類人猿の場合と同様，樹皮の薬理的利用を示唆しているのかもしれない。

以上の調査の概略から，霊長類の日常食に潜在する薬理的効果，特に寄生虫への対処法としての意義が推察されるであろう。今後，霊長類が摂取する食素材の薬理的活性スクリーニングを推し進めることが，潜在する抗寄生虫活性を追求するための効果的な方法のひとつとなろう。

5．マハレチンパンジーの自己治療行動に関する具体例と展望

　これまでアフリカの大型類人猿の自己治療行動に関する具体例として，①枝の髄部から苦い汁を噛み搾って飲み込む行動と，②葉を噛まずにそのまま呑み込む行動，の2つのタイプが指摘されている。本節では，主にマハレチンパンジーに焦点を当て，その自己治療行動の具体例と，今後の展開について解説する。

（1）髄部の苦汁摂取行動の生態学・化学・寄生虫学的調査・研究
　　　　──ベルノニアを例として
1）マハレチンパンジーのベルノニアの採食行動における特徴

　野生チンパンジーによる髄部の苦汁摂取行動が薬効（寄生虫制御効果）を求めているのではないかとする仮説が提示されたのは，明らかに病気とみられるマハレチンパンジーによるキク科の一植物・ベルノニア（*Vernonia amygdalina*）の採食行動の詳細な観察に端を発している[1,2,4]。

　1987年11月27日，著者と共同研究者のモハメディ・セイフ・カルンデェは，マハレチンパンジーの興味ある採食場面に遭遇した。日中の活動時間をほとんど横になって過ごすなど病気と思われる成熟雌（CH：チャウシクと命名）がベルノニアの茎の髄部を噛み砕き，滲み出る樹液を飲み下した。ベルノニアは樹液も含めて強烈な苦味を呈し，このためマハレチンパンジーにとっては日常食とはならないものと考えられていた。1965年から1983年までの長期間にわたる調査記録によると，その葉および樹皮の採食が観察された回数はそれぞれ1回および2回のみであり，他方，この35年間では，ほとんど例外なく髄部のみの採食が多数回記録されている。ベルノニアを採食したCHは，当日，活力がなく，食欲の減退，排便・排尿の異常も観察され，体調不良は明らかであった。しかしながら，ベルノニアの採食後には徐々に回復しているようにみえ，翌日の午後には通常の活動状態に戻ったことが確認された。

　ベルノニアは，熱帯アフリカに広く分布している植物であり，周辺の人々に

表1-2 ベルノニア Vernonia amygdalina に関するアフリカ民族生薬学的利用法

疾病／利用法	利用部位	国
一般胃腸の疾病：		
腸炎	根，種子	ナイジェリア
便秘	葉，樹液	ナイジェリア，タンザニア，エチオピア
下痢	茎，根皮，葉	西アフリカ，コンゴ
消化機能の異常	茎，根皮，葉	アンゴラ，エチオピア
寄生虫症：		
住血吸虫	根，樹皮，果実	ジンバブエ，モザンビーク，ナイジェリア
マラリア	根，茎皮，葉	東アフリカ，アンゴラ，ギニア，ナイジェリア
条虫	根，葉	東アフリカ
アメーバ赤痢	根皮	南アフリカ
白癬，皮膚炎	葉	ナイジェリア
具体的な記載なし	葉	ナイジェリア
	根，種子	ナイジェリア
腸内寄生虫一般	葉	西アフリカ
一般の駆虫効果	葉	アフリカほぼ全域
その他：		
元気づけ	葉	カメルーン，ナイジェリア
無月経	根	ジンバブエ
咳	葉	ガーナ，ナイジェリア，タンザニア
糖尿病	全部位	ナイジェリア
熱	葉の液	タンザニア，ケニア，ウガンダ，コンゴ
淋病	根	コートジボアール
倦怠感	根	西アフリカ
食欲不振	葉	西アフリカ
肺炎	葉	コートジボアール
リウマチ	茎，根皮	ナイジェリア
壊血病	葉	コートジボアール，ナイジェリア，西カメルーン
衛生面：		
歯磨き剤	枝	アフリカほぼ全域
殺菌・消毒用	記述なし	エチオピア
石けん	茎	ウガンダ

文献8)，表1に基づいて作成。

は多彩な薬理効果を示す民間薬として広く使われている（表1-2）。著者らは，このような事実をも考え併せ，CHがベルノニアを薬として利用したに違いないと結論づけた。なお，著者らは，1987年の観察と同じような採食行動を1991年にも再度確認している[1,2]。

ベルノニア属植物の他種の苦汁摂取行動は，タンザニア，ゴンベ（*V. colorata*）やコンゴ，カフジビエガ（*V. hochstetteri, V. kirungae*）でも観察されている。また，コートジボアールのタイ森林では，他の植物（*Paliosota hirsuta, Emre-*

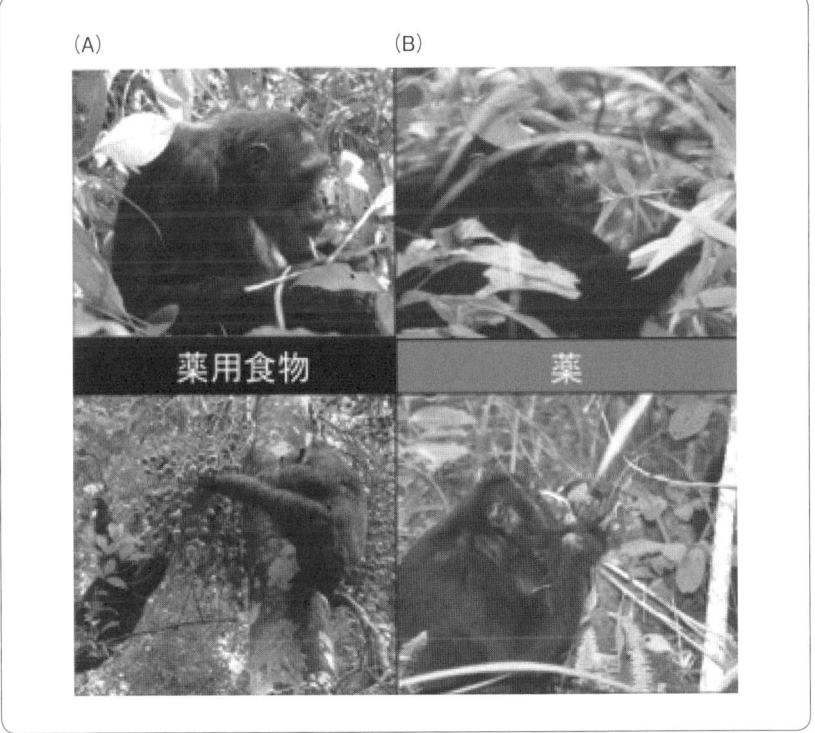

図1-2 マハレチンパンジーの薬用食物や薬の摂取
A：アフリカンショウガ（上）とイチジク（下）を食べているチンパンジー。
B：アスピリアの葉の呑み込み行動（上）とベルノニアの苦い髄部の汁の飲み込み行動（下）とを行うチンパンジー。

（写真：マイケル・A・ハフマン）

mospath macrocarpa）における苦汁摂取行動が，時に観察されている．

マハレチンパンジーはベルノニアの若い茎から苦い汁を摂取する際，まず外部の樹皮と葉を取り除き，露出した内部だけを噛み砕き，そこから滲み出る苦い髄液を飲む（図1-2）．1回に利用する髄部は小片であり，直径1 cm，長さ5～20 cmくらいである．量にもよるが，採食時間は1～8分である．また，これまでマハレにおけるベルノニアの苦汁摂取行動は，6月と10月（乾期後期）を除くすべての月に観察されている．しかしながら，先に述べたように，その採食全頻度は極めて少なく，また，その季節も11月から2月にかけて多いが，特に，雨期の中期から後期に当たる12月から1月にかけて最も高頻度に観察されている（図1-3）．

2）ベルノニアの抗寄生虫活性成分の化学的研究

行動生態学から提起された著者らによるベルノニアの薬的利用仮説は，その後，植物化学的・寄生虫学的分析により補強され，より論拠のある仮説へと昇華してきている．

1991年から精力的に実施された小清水（京都大学農学部名誉教授）・大東（京都大学農学部名誉教授）らによるベルノニアの化学分析的展開には，偶然と言ってもよい背景があった．それは，著者らがマハレでのCHの採食行動を観察するより以前に，西アフリカ熱帯降雨林産植物を対象とした化学的研究を展開していた小清水が，ベルノニアの民間薬的利用とともに現地人が強壮食素材として好んで食べていることに興味を抱き，研究題材のひとつとして取り上げようとしていたことである．このような背景の下，著者らと小清水グループとの共同研究が始まり，次のような成果を生み出すことになった[4,6]．

小清水・大東らは，まずベルノニアの有機溶媒抽出物について広範な生物・生理活性を検討し，予想通りその抽出物中に抗菌，抗腫瘍，免疫抑制など多様な生理活性物質が存在することを見いだした．次いで，各活性物質を化学的に明らかにするため粗抽出物の分画操作を行ったところ，面白いことに，上記の活性を示す区分にはベルノニアの特徴的性質である苦味が付随していることに気づいた．かねてより苦味は，薬理作用など種々の生理活性を担う物質に広く

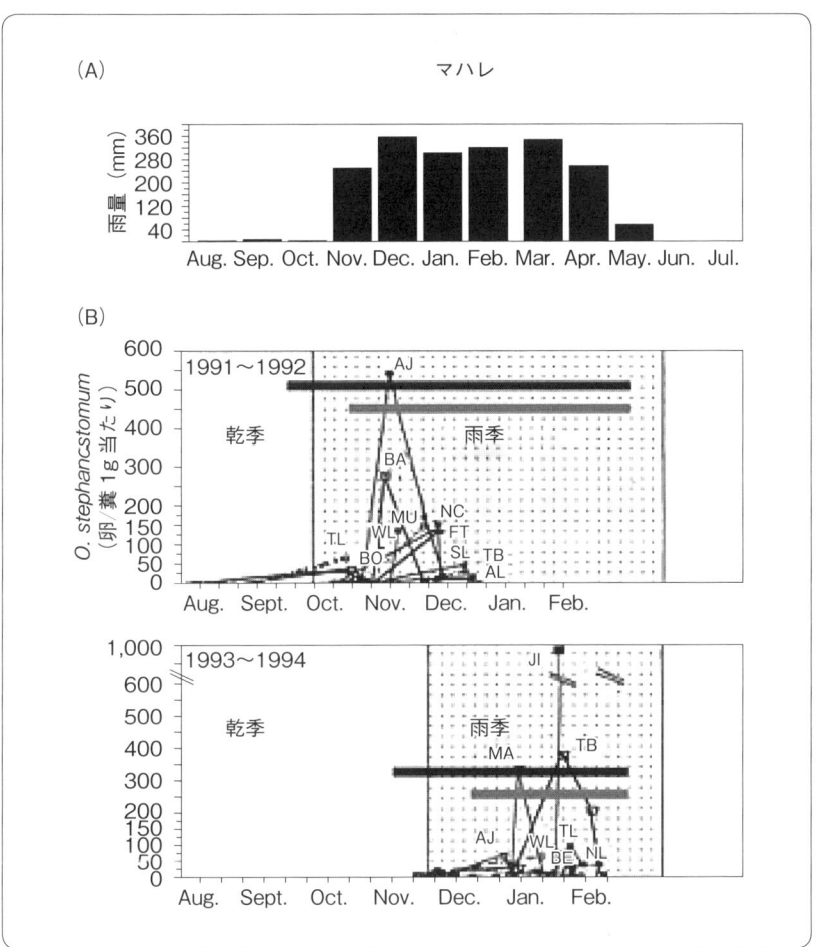

図1-3 マハレの野生チンパンジーにおける腸結節虫感染の季節性
A：月別の雨量。
B：マハレで1991〜1992年, 1993〜1994年に追跡調査したチンパンジーの腸結節虫の個体感染度（卵／糞1g当たり）の季節的変動。黒い横線は薬用食物を食べる主な時期, グレー横線は自己治療行動を行う主な時期を示す。

認められる特性として知られていた。そこで，その後は，ベルノニアの苦味成分の研究へと進展した。種々の化学的操作を経て，2つの型の苦味成分群を単離し，構造を決定した（図1-4）。そのひとつは，vernodalinを主とする既知セ

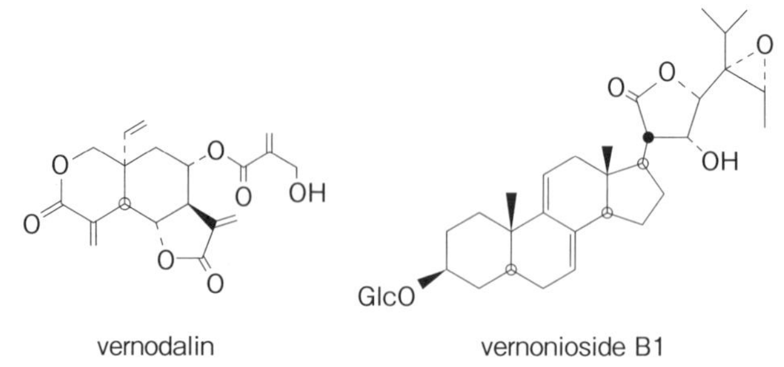

図 1-4　ベルノニアに含まれる主要なセスキテルペンラクトンおよびステロイド配糖体の化学構造
Vernonioside B1 の構造式中の Glc はグルコース残基を示している。

スキテルペンラクトン類*4種（正式にはセスキテルペンアルコールのエステル），他方は vernonioside 類と命名した新規ステロイド配糖体類**であった。

> *：テルペンとはイソプレンと称される炭素5個の基本単位から成る一連の化合物である。イソプレン単位2個（C_{10}）から成る化合物をモノテルペン，4個および6個から成る化合物をそれぞれジテルペン（C_{20}），およびトリテルペン（C_{30}）と称する。セスキは1.5を意味し，セスキテルペンは C_{15} の化合物である。また，ラクトンは分子内で環状エステル（図1-4の vernodalin において5員環エステル構造部がこれに当たる）をつくっていることを意味する。
>
> **：ホルモンでお馴染みのステロイドはトリテルペンから誘導される化合物で，基本的には6-6-6-5員環構造（ステロイド骨格）を持っている。ここで得た vernonioside 類では，その3位に糖（グルコース）がグリコシド結合と呼ばれる結合で縮合している。一方，非糖部はアグリコンと総称され，アグリコンと糖がグリコシド結合によりでき上がる一連の化合物を配糖体と呼ぶ。

Vernonioside 類では，苦味を持つA群（vernonioside A1～A4）とともに，関連する非苦味性B群（vernonioside B1～B3）も付随して明らかにできた。特に，非苦味性 vernonioside B1 はステロイド配糖体類のなかで最も多量に含まれ，本化合物が以後の展開に大きく役立つこととなった。それぞれの化合物群の主

要物質である vernodalin および vernonioside B1 の構造を図 1-4 に示す。

Vernodalin などのセスキテルペンラクトン類はベルノニア属植物に共通した化合物で，抗腫瘍，昆虫摂食阻害活性など多彩な生理活性が知られていた。事実，著者らは，粗抽出物の段階で認めていた抗腫瘍，抗菌，免疫抑制活性などは，これら化合物に基づくことを確認している。一方，vernonioside 類は，化学的にはステロイド環骨格に付く側鎖部の酸化状態に特徴のある，新規な化合物類であった。

さて，先に掲げた化合物類がマハレチンパンジーによるベルノニアの薬的利用とどのように繋がったのであろうか。著者らは，後に述べるように種々の病態解析から，ベルノニアの樹液を飲み，病状を回復したチンパンジーは何らかの寄生虫症であったと推察した。そこで次に，これら化合物の対寄生虫への影響を検討することとした。

ベルノニアを採食した CH がどのような寄生虫に侵されていたか特定できていなかったが，ここで，川中（当時国立感染症研究所），ライト（当時ロンドン大学），ならびにバランサード（当時マルセイユ大学）らの協力を得て，熱帯性をも含む重篤な寄生虫症を想定し，*in vitro* 試験による対寄生虫活性を検討した。その結果は以下のようにまとめることができる。

① セスキテルペンラクトン類には住血吸虫（*Schistosome japonicum*）に対し有意な運動抑制や産卵抑制効果が認められる。また，殺マラリア原虫（*Plasmodium falciparum*），殺リーシュマニア原虫（*Leishmania infantum*）活性も認められ，特に主要セスキテルペンラクトン，vernodalin の活性が最も顕著である。

② ステロイド配糖体の抗寄生虫活性は一般に弱いが，主要配糖体，vernonioside B1 や A4 では $20\,\mu g/mL$ で住血吸虫の産卵抑制活性が認められ，特に B1 のそれは $2\,\mu g/mL$ でも有意である。さらに，酵素的あるいは化学的に誘導した B1 や A4 の一次および二次アグリコン（脱糖体：それぞれ vernoniol B1，vernoniol A4 および isovernoniol B1 と命名）では，住血吸虫の運動抑制が $20\,\mu g/mL$ で観測でき，さらに殺マラリアや赤痢アメーバ（*Entamoeba histolyti-*

ca：EA）活性も含め，これらアグリコンの抗寄生虫活性は，元の配糖体のそれらよりも一般的に高まる。

なお，多くの配糖体では対応するアグリコンが天然にも存在し，特に主要配糖体である vernonioside B1 のアグリコン（vernoniol B1）は，ベルノニア全植物体中において，配糖体量の 1/5 程度存在することが明らかになっている。

前記の試験結果から，vernodalin がベルノニアの抗寄生虫活性を担う中心的化合物と考えられた。しかしながら，住血吸虫感染マウスを用いて実際の活性を検討したところ，vernodalin は毒性が強く（致死），毒性のないレベルでは無効であることがわかった。つまり，チンパンジーによるベルノニアの抗寄生虫的利用は，vernodalin では説明できないことが判明した。

ところで，前述したように，長期の記録によれば，マハレチンパンジーのベルノニアの採食では，その髄部が唯一の摂取部位とされている。そこで，ベルノニア各部位における vernodalin および vernonioside B1 の存在レベルを，マハレが雨期になり始める季節（10月下旬）の植物体を用いて定量したところ，毒性の強い vernodalin は葉に多量（2.18 mg/g 生葉）に含まれているが，摂取部位である髄部にはほとんど存在していない（0.03 mg/g 生髄）ことが判明した。一方，vernonioside B1 はすべての部位で評価できる量（例えば髄部では 0.75 mg/g 生髄）存在していた。

ここまで，住血吸虫やマラリアなど重篤な病気を招く熱帯性寄生虫に対する活性について紹介してきた。これらの寄生虫にチンパンジーが感染することは事実らしいが，当該チンパンジーが真にこれら寄生虫に侵され，その対処法としてベルノニアを利用していたかは疑問である。当然ながら，次節で述べるように，条虫や線虫など，より一般的な寄生虫にも目を向ける必要があろうが，以上の研究から，現時点で，マハレチンパンジーのベルノニア利用に関して，著者らは次のような仮説を提出している。

① マハレチンパンジーは何らかの寄生虫を制御するためにベルノニアを利用している。

② 彼らは，毒性の強いセスキテルペンラクトン類を多量に含む葉の摂取は

避け，茎部髄を選択的に利用する。
③ おそらくそこに含まれるステロイド関連化合物（アグリコンをも含む）が薬として働いているのであろう。

（2）ベルノニアの寄生虫制御に関するその後の生態学的・寄生虫学的解析

前節で述べた熱帯性寄生虫を対象とした研究はさておき，その後著者らは，チンパンジーによるベルノニアの採食と寄生虫制御との関係を，生態学的視点よりさらに深めてきた。過去3年間にわたるマハレチンパンジーの寄生虫感染度の調査・研究によれば，チンパンジーの腸結節虫（*Oesophagostomum stephanostomum*）に感染した個体の発症率は雨季に上昇するが，他の線虫類ではそうではない（図1-3）。また，腸結節虫感染症は，糞線虫（*Strongyloides fullebornii*）や鞭虫（*Trichuris trichiura*）などに比べ，苦汁摂取行動との間には高い関連性が認められた。

苦汁摂取行動の詳細な観察から，先述したように，著者らが遭遇した個体（CH）は病気（下痢，倦怠感，線虫感染など）であったと推察された。また，その後別の機会に，病気と思われる2個体を追跡調査したところ，ベルノニアの苦い髄部の苦汁摂取行動後，20～24時間以内に病状が回復していることが確認されている。腸結節虫感染の糞便1g中の寄生虫卵数（EPG）は，苦い髄部樹液の摂取後20時間以内に130卵から15卵へと減少したことも明らかになっている。しかしながら，他の多数の個体から調べた鞭虫感染症の糞便では，このような減少は認められなかった。さらに，同じ時期に観察された個体のほとんどに，腸結節虫のEPGが徐々に増加していたことが明らかになっている。雨季初期でのEPG価の増加は，腸結節虫の再感染度の増加を反映していると考えられる（図1-3）。

以上のように，ベルノニアの採食は，少なくともマハレでは一般的な腸結節虫症の治癒（または軽減）に効果があるものと期待されている。

6．葉の呑み込み行動の生態学

　苦汁の摂取に次いで，葉の呑み込み行動は腸結節虫感染症の制御や，条虫感染症による痛みの緩和に効果があると報告され，その薬理的ならびに物理的メカニズムが提唱されている。

　葉の呑み込み行動は，ゴンベとマハレのチンパンジーでの記録が端緒となっている。ランガム（ハーバード大学）と西田（京都大学理学部）は，*Aspilia*（syn. *Wedelia*）*mossambicensis*（*Asteraceae*），*A. pluriseta*，*A. rudi* の葉が未消化のまま糞便中に排泄されていることに気づき，葉の呑み込み行動は栄養補給のためではないであろうことを初めて報告した。次いで，ロドリゲズ（コーネル大学）らは，アスピリアの葉を噛まずに呑み込む一風変わった採食方法は，チンパンジーによる高度な薬的利用法であると提唱した。これらの報告を契機に，その後，他のアフリカ類人猿にも同様な採食方法がみられるのではないかと，野外研究者たちの関心を集めることになった。ロドリゲズらは，また，呑み込み植物の化学的分析にも着手し，抗線虫，抗ウイルスなど生物活性に富む含硫化合物，チアルブリン A を単離し，この化学的事象から，「アスピリア－チアルブリン A 殺線虫仮説」を提唱した。しかしながら，その後の詳細な化学分析の結果から，この仮説は現在では否定されている（摂取部位にはチアルブリン A は存在せず，恐らく近縁化合物かもしれないが，他の化合物によると考えられる）[2, 7]。

　呑み込み行動で食される植物は多種多様（草本，つる，低木，樹木など）であるが，これらに共通した特徴は，先述したように，葉の表面に毛状突起がありザラザラしていることである。採食する際には，葉の先端の半分を口の中にゆっくりと入れ，舌，唇や上あごで丸め，やがて 1 枚 1 枚呑み込む。栄養的摂取では，一度の採食で，1〜50 枚程度の葉を呑み込むのが普通である。いずれにしろ，葉の呑み込み行動も，苦汁摂取行動と同様に，極めてまれな行動と考えられる（図 1-2）。

　アスピリアの葉は，ゴンベやマハレでは一年中採食できるが，チンパンジーによるそれは雨期（11〜5 月）に頻度高く観察されている。ゴンベチンパンジー

ではその採食のピーク時は1月と2月で，その他の月の10〜12倍の量が食されることが報告されている。マハレKグループのチンパンジーでも，アスピリアの呑み込み行動は乾季より雨季に圧倒的に頻度高く観察され，これはマハレにおけるベルノニア髄部からの苦汁摂取行動のパターンと類似している。著者は，その後，マハレにおいて，9種の植物の葉がアスピリアと類似の方法で，しかも雨季に頻度高く呑み込まれることを観察している[2]。

著者らは，さらに，1993年12月から1994年2月にかけての3カ月間，チンパンジーの採食行動様式や採食個体の健康状態に関するデータを収集するとともに，葉の呑み込み行動を直接観察した。詳しく観察できた8頭のチンパンジーのうち，7頭は葉を呑み込んだ日時に下痢をしており，倦怠感や腹痛の徴候が認められた。直接観察，あるいは葉を含んだ糞便の分析調査などの間接的証拠によって，葉の呑み込み行動をした12例のうち，83％の個体に線虫の感染が認められた。通常，糞便中に寄生虫（成虫）が認められることはまれであるが（3％，9/254），この調査では，倦怠感や下痢の症状を示すチンパンジーの糞便に限ってその出現が確認できた。なお，観察できた寄生虫成虫は腸結節虫のみであった。

葉の呑み込み行動と腸結節虫との間には強い関連性が認められた。同上の調査において，9個体の糞便（$n=254$）のうち6個体からのそれらに *A. mossambicensis*, *Trema orientalis* または *Aneilema aequinoctiale* の葉が未消化のまま排泄されていた。しかも，糞便中の未消化の葉と腸結節虫の出現率には統計的に極めて高い相関があった。興味あることに，*A. aequinoctiale* の葉が未消化のまま排泄されていた1個の糞便中には，その表面の毛状突起に2匹の腸結節虫が強固に付着していた。残りの腸結節虫のほとんどは丸められた葉の中に入っていた。また，このように糞中に発見された結節虫のすべてはまだ生存しており，動いていた。数日間，腸結節虫を糞や葉とともに保管しておいても成虫は変わりなく生きていることが観察された。

以上のことより，著者らは，葉の呑み込み行動に用いられた葉の腸結節虫駆除効果は，化学的な作用ではなく，葉の表面のザラザラによる物理的作用によ

るとする，新たなメカニズム「呑み込み行動による寄生虫駆除仮説」を提唱した。

後に，そのメカニズムをさらに支持する事実が得られた。すなわち，1993〜1994年での調査データを再分析したところ，マハレチンパンジーが呑み込む葉は5〜6時間で消化器官を通過し，未消化のまま排泄されることがわかった。これは通常の葉の消化時間に比べ1/4あるいはそれ以下である。著者とケトン（オーストラリア国立大学）は，類人猿の葉の呑み込み行動においては，葉の表面のザラザラとした毛状突起が腸管を刺激し，その結果，消化時間が短縮され，物理的に腸結節虫を駆除しやすくするのではないかとの仮説を立てている。表面に毛状突起がある葉は消化しにくく，朝，空腹時に食べることで，腸の粘膜に付着している腸結節虫が極度に刺激され，体外に排泄されやすくなるものと推察される。

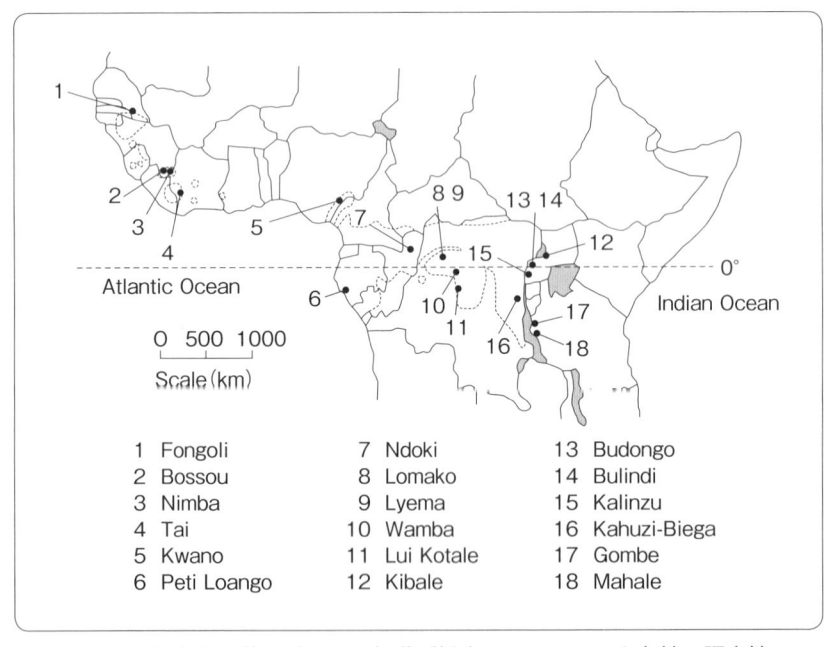

1 Fongoli
2 Bossou
3 Nimba
4 Tai
5 Kwano
6 Peti Loango
7 Ndoki
8 Lomako
9 Lyema
10 Wamba
11 Lui Kotale
12 Kibale
13 Budongo
14 Bulindi
15 Kalinzu
16 Kahuzi-Biega
17 Gombe
18 Mahale

図1-5　類人猿の葉の呑み込み行動が観察されたアフリカ各地の調査地

2013年5月現在，アフリカの調査地18カ所（29集団）で，チンパンジー，ボノボ，ローランドゴリラによる45種以上の植物の葉の呑み込み行動が観察されている（図1-5）。多くの場所では，腸結節虫の感染症に対してこのような行動がなされていると考えられるが，さらにもうひとつのターゲットはサル条虫（*Bertiella studeri*）の感染症であることも示唆できている。その状況証拠は，いずれも成虫や片節が葉と一緒に出現してくることである。腸結節虫の場合は葉を呑み込むことにより，個体内の成虫の数が明らかに減少していることが確認されるので，確かな効果はあると思われる。なお，条虫結節の排泄効果についてはまだはっきりしたことは論じられていない。

7．類人猿自己治療植物の民間薬的利用法

前節では，類人猿の自己治療的な植物用法について，苦汁摂取（化学的処方）や葉の呑み込み（物理的処方）型の2つのタイプが観察できることを説明してきた。本節では，両者についてヒトとの関連（民間的利用）について紹介する。

（1）苦汁摂取行動植物の民間薬的利用法

苦汁摂取行動植物の代表例であるベルノニアはアフリカにおける多くの民族が，マラリア，住血吸虫感染症，赤痢アメーバー，さらには腸内寄生虫症や胃痛の治療薬として利用している[1,2,6,7]。すでに述べたように，ベルノニアの採食行動が詳しく観察されたマハレMグループの2頭のチンパンジーの病徴は，髄部の苦汁摂取後20〜24時間で回復したことが認められている。この回復時間は，面白いことに，現地人ワトングウエがベルノニアの冷たい抽出液を寄生虫感染症，下痢，胃痛などの治療に利用した際の症状改善時間と一致している。

ゴンベ，カフジビエガ（コンゴ），タイ（コートジボアール）（図1-5）でチンパンジーが採食する髄部の苦い植物中には，民間生薬として利用されているものがある。なかでも，ゴンベのチンパンジーが時に採食する別種のベルノニア（*V. colorata*）はマハレで利用されているベルノニア（*V. amygdalina*）と極めて

近縁種であり，現地の伝統的な民間薬である。これら2種は，現地の人たちの間では区別されておらず，薬効も同じとされている。同様に，これらと近縁にある V. hochstetteri も民間薬として著名であり，その髄部にはアルカロイドが含まれている。直接寄生虫とは関連していないが，苦味性 P. hirsuta や E. macrocarpa は，西アフリカでは腹痛，腸炎，抗菌剤，鎮痛剤，また性病に対する治療薬としても利用されている[2]。

以上のように，苦味を呈する植物の抗寄生虫的利用は広範に認められることがうかがい知れる。

(2) 葉の呑み込み行動植物の抗寄生虫効果

呑み込み行動により採食される植物について，その二次代謝産物が寄生虫駆除に特別な役割を果たしていると提唱できる十分な化学的・薬理学的証拠は，現在のところ得られていない。他方で，すでに述べた物理的メカニズムは，呑み込み行動植物の寄生虫駆除における種々の観察結果をうまく説明でき，有意モデルと考えられる。しかしながら，化学的効果による寄生虫駆除もいまだ捨てきれない以下のような事実もある。すなわち，最近5カ所の調査地で類人猿が呑み込んだとされる5属5種の葉 (Maniophyton fulvum, Ipomea involucrata, T. orientalis, Lippia plicata と Lagenaria abyssinica) の抗住血吸虫 (Schistosoma japonica) や殺マラリア (Plasmodium falciparum) 活性を in vitro で検討した。その結果，5種のうち4種の抽出物中に 200 μg/mL の濃度で住血吸虫の産卵活動に対する阻害活性が認められ，また，殺マラリア活性も認められている。化学的効果の説明として，消化器官を通過する過程で葉に存在する成分が腸粘膜壁への線虫の付着能力を減退させ，ザラザラした表面を持つ葉によりくっつきやすくさせ，効率的に体外へと排出されるのではないかと考えられる。物理的効果と相まった化学的効果仮説の検証には，ベルノニアで展開された方法と同様，活性を示す成分の単離・同定を通した今後の研究に待たねばならない。

8．動物の薬用植物利用と民族生薬学の由来について

　昔から，ヒトは動物の行動を参考にして薬を手に入れたという話がある（表1-3）。タンザニアのマハレチンパンジーの行動観察における著者の研究協力者モハメディ・セイフ・カルンデェ（第5節，p. 11）が語るもうひとつの話を紹介してみよう[8]。

　前述したように，モハメディは現地の薬用植物利用に非常に詳しい伝統医師として活躍している方である。マハレの森に生まれ育ち，代々伝わってきた薬草に関する知識を豊富に持ち，著者は，20年近くの間に，チンパンジーのことはもちろん，植物の薬的利用についてもいろいろと教えてもらってきた。彼は，数多くの新しい薬は病気になった動物を観察して得たという。著者との調査・研究期間中にも新しい下痢止薬をひとつ発見したそうだ。すなわち，病気のチンパンジーが摂取するのを見て，ヒトもその植物（*Trema orientalis*）が使えるのではないかと思い，自ら使ってみたところ効果的だったそうだ。それ以来，この植物がマハレ地方では広く利用されているようである。

　もうひとつ面白い話がある。それは，モハメディと同じく伝統医師であった彼のおじいさん，バブ・カルンデェがヤマアラシの行動を見て，"新薬"を発見したということである。概略を紹介すると，弱ったヤマアラシが猛毒である（バブ・カルンデェが認識）現地名ムレンゲレレ（*Aeschynomene* sp.）という植物の根を掘り起こして摂取した際，この植物部位には何らかの薬理作用があるに違いないと考え，村まで根を持って帰り，重病の患者に与えたところ，病徴が回復したそうだ。現在，この地方の多くの伝統医師はこの根を淋病やAIDSによる二次感染症に対して利用しているようである。

9．今後の研究の方向性と実際の応用

（1）基本的ガイドラインと予見

　ここまで述べてきた各種の証拠から，霊長類は腸内を中心に多様な寄生虫を

制御する目的で，さまざまな適応行動をとることが示唆された。霊長類の自己治療行動仮説に関する現在の詳細な証拠のほとんどは，彼らが寄生虫感染度の違いに応じて対処方法を変えていることを示唆しているかもしれない。この仮説モデルは，季節的繁殖をする寄生虫に感染した霊長類にとっては極めて重要な事象と考えられる。

　寄生虫感染度の変動を，集団レベルでなく，個体レベルで体系的に通年追跡調査することは，主要な寄生虫が宿主に与える影響の高まる時期を判定するひとつの有力な手がかりとなる。種々の行動（休息時間，歩行様式，食事時間など）を詳細に分析し，また，集団の健康状態を長期に追跡することで現れる一般的な症状（例：下痢，せき，鼻水など）を体系的に調査することは，発症時の病気判定に必須である。さらに，このような調査は，課題となっている自己治療行動の解析と効果の検証にのみ資するだけでなく，その病気の直接の影響を把握するためにも必要であろう。さらに話しを広げれば，これらの調査は，霊長類のみではなく他の動物類においても十分可能であると推察される。

　当然ではあるが，腸内を初めとする種々の寄生虫が野生動物の病気の唯一の原因ではなく，他の原因も検証する必要がある。しかしながら，野外調査で調査・研究が可能な事項には限りがある。自己治療行動解析においてより大きな成果を得るためには，動物や植物に関する各研究分野（獣医学，薬理学，天然物化学など）の多彩な研究者の協力が不可欠である。マハレチンパンジーに関して実施されてきた学際的研究は，各専門分野での研究がいかに効果的に進められてきたかを示すよい一例と考えている。

　自己治療行動に関する野外調査で，最大の制約となるのは，①行動がいつ起こるか予測できないこと，②病気の個体の密着追跡調査を確実に遂行できるとは限らないこと，③不備な環境における実験操作上の制限，の3点である。自己治療行動の仮説から得られる考察をより発展的に検証していくためには，これらの制約を取り払う必要がある。

（2）発展途上国における家畜用治療薬資源としての評価

　自己治療行動研究の将来の方向性のひとつは，いままでに得られた食用・薬用植物についての知識を応用し，それらを医学や獣医学に活用することである。腸結節虫感染症は，霊長類とブタ，ヒツジ，ウシなどの家畜に共通して認められる疾病であるが，ときにはヒトにも感染が認められる。現在では，これら感染症に対して市販の家畜用治療薬（駆虫剤）を手に入れることのできる時代となっているが，他方で，薬剤耐性を持つ寄生虫がいっそう顕著に増加しているのが現状である。発展途上国における貧しい家庭や，小規模の家畜産業あるいは動物園などにとっては，経済的に市販駆虫剤を入手することは難しいし，たとえ購入できたとしても持続的には非現実的である。したがって，民間生薬から得られる天然化合物を治療に利用するという新しい方法が模索されつつあるのも実情である。霊長類における自己治療行動の研究によって，植物それ自体や，そこから得られる天然化合物は，ヒト，家畜，飼育動物などの寄生虫駆除にも効果を発揮するものと期待される。

（3）今後への期待

　霊長類の自己治療行動については，野外と実験室の両方で研究を進めることが強く望まれる。疑問に対する答えは必ず次の疑問を生み出す。多くの研究者がこの自己治療行動課題に携わっている現在，さらなる解析が進展するはずで，現在提起されている疑問も一つひとつ答えが出されていくであろう。すでに述べたように，自己治療行動は，霊長類界のみならず，すべての動物にみられるものと考えられる。実際，広範な動物を対象とした自己治療行動に関する研究が増えつつある。ある集団において動物の健康や生存そのものへの直接の脅威はいったい何なのか，そしてその種はその脅威にいかなる方法でどう対処しているのかを明らかにすることが，今後の研究課題である。

　アフリカ大型類人猿の間では，自己治療行動に使う植物の選択基準が酷似していることや，ヒトとチンパンジーとに類似している疾病には共通の植物で治療をすることなどは，人類の医療行為のルーツの古さを示唆していよう。この

点において，初期人類は現存の類人猿と現世人類の植物選択基準と類似したものをすでに獲得していたと考えられる。最近，スペイン南部のエル・シドローンというネアンデルタール人遺跡発掘現場から出てきた化石歯の表面に付着した物質を，連続加熱脱離ガスクロマトグラフ質量分析法（TD-GC-MS）や熱分解ガスクロマトグラフ質量分析法（Py-GC-MS）を用いて，ネアンデルタール人は何をどのようにして食べたのかを明らかにした研究がある。その結果によれば，彼らは火を使い，動物性タンパク質だけではなく雑穀類などの植物を焼いて食べたことが明らかにされた。また，そればかりではなく，現在も利用されている2種類の薬用植物，イチイ（*Taxus* sp.）とカモミール（*Matricaria* spp.）を摂取した証拠が見つかった。察するに，この初期人類は現存の類人猿以上の自己治療行動をすでに獲得していただろうということが考えられる。

10. おわりに

最後に，サルとマラリアに対する薬用植物の発見について紹介しておく。マラリアはヒトにも霊長類にも大きな影響を与えてきたことは間違いない。現在，ヒトが持っている4種のマラリア原虫がヒト以外の霊長類由来であることが証明されている。一方，最近，東南アジア地域においてカニクイザルやブタオザルに通常宿っているサルマラリア（*Plasmodium knowelsi*）がヒトへも感染し始めている。このマラリアは，当域のサルが昔から持っている感染症なので，彼らには健康上大きな問題とはならないが，ヒトにとっては新しい感染症として重篤な症状を起こし，死に至ることもある。治療薬は今のところ有効なものがないのが実情である。チンパンジーもマラリアに感染することが最近の研究においてわかった。本稿第5節・2）項（p. 20参照）で紹介したように，ベルノニアに関する著者らの調査・研究過程で，vernodalin など顕著な抗マラリア原虫作用を持つ化合物の存在がベルノニアに見つかっている。さらに最近では，クレエフら（フランス国立自然史博物館）がウガンダのチンパンジーにおいても，採食する植物，トリキリア（*Trichilia rubescens*）から顕著な抗マラリア原虫作

用のある化合物を単離している。このような事実は，アフリカの伝統薬草師が昔から行ってきたと同じように，動物の行動から新薬の発見・開発がなされるのではないかと示唆するもので，期待したい。

　最近，ベルノニアに関する最新報告を検索したところ，北米のミズーリ州，ジャクソン州立大学の研究チームが乳がん治療として，vernodalin の特許を獲得したことがわかった。さらに，マレーシア大学の薬学部の研究者らは *Centratherum anthelmintica* (syn. *Vernonia anthelmintica*) から vernodalin が見つかり，新たな乳がん治療の可能性を指摘した。当研究成果として，細胞レベルでの遺伝子発現の抑制経路などがわかった。両研究グループの報告には著者らのベルノニア研究が引用されていた。また，発展途上国だけではなく，先進的農業大国であるオーストラリアにおいてもベルノニアの抗寄生虫作用を用いて，安価で地元で栽培可能な植物による家畜用の薬剤開発に関心が高まっているようである。

　動物とヒトとの共生のなかで，現代は，祖先が獲得してきた自然の知識を失いつつある時代となってきている。地球環境の大切さやわれわれの自然における位置づけを改めて考え直す必要があると思う。それは環境や生物多様性を保全するだけではなく，自分たちの健康を守るためにつながると，著者は信じている。

文　献

1) Huffman M.A. and Seifu M.：Observations on the illness and consumption of a possibly medicinal plant *Vernonia amygdalina* (Del.), by a wild chimpanzee in the Mahale Mountains National Park, Tanzania. Primates, 1989；30；51-63.
2) Huffman M.A.：Current evidence for self-medication in primates：a multidisciplinary perspective. Yrbk Phys Anthropol, 1997；40；171-200.
3) エンジェル，シンディ（羽田節子訳）：動物の自然健康法—野生動物の知恵に学ぶ．紀伊国屋書店，p.366, 2003.
4) Huffman M.A., Koshimizu K., Ohigashi H.：Ethnobotany and zoopharmacognosy of *Vernonia amygdalina*, a medicinal plant used by humans and chimpanzees. *In*・Compositae・Biology & Utilization Vol. 2. (ed. by Caligari P.D.S.

and Hind D.J.N.). The Royal Botanical Gardens, Kew, pp.351-360, 1996.
5) Huffman M.A.: Animal origins of herbal medicine. *In*: From the sources of knowledge to the medicines of the future (ed. by Fleurentin J., Pelt J.-M. and Mazars G.). IRD Editions, Paris, pp.31-42, 2002.
6) Ohigashi H., Huffman M.A., Izutsu D. et al.: Toward the chemical ecology of medicinal plant-use in chimpanzees: The case of *Vernonia amygdalina* Del. A plant used by wild chimpanzees possibly for parasite-related diseases. J Chem Ecol, 1994; 20; 541-553.
7) Page J. E., Huffman M.A., Smith V. et al.: Chemical basis for medicinal consumption of Aspilia leaves by chimpanzees: a re-analysis. J Chem Ecol, 1997; 23; 2211-2225.
8) Huffman M.A.: Animals as a source of medicinal wisdom in indigenous societies. *In*: Encyclopedia of Human-Animal Relationships Vol. 2 (ed. by Bekoff M.). Greenwood Publishing Group, Connecticut, pp.434-441, 2007.

―――第2章―――
薬用食品にメタボリックシンドローム予防物質を探る
―医食同源の視点から

吉川 雅之*

1. はじめに

　近年,欧米諸国をはじめ,日本においても食生活の欧米化に伴う動物性食品の増加とともに過食や偏食も手伝って,メタボリックシンドロームと総称される糖尿病,脂質異常症(高脂血症),高血圧,動脈硬化などの生活習慣病やアトピー性皮膚炎,花粉症などのアレルギー性疾患などが深刻さを増してきている。国民の健康指向の高まりに伴って,減塩,低カロリーおよび植物性の食品などを中心とした食事療法の必要性が認識されるようになり,また,和漢生薬を食事に取り入れた薬膳料理なども身近なものとなってきている。さらに,超高齢社会を迎えて老化の防止や健やかな老後のための健康維持などの願望も大きなものになっている。このような背景のもとに,食を通じて健康を確保することを目的に健康食品や機能性食品,特定保健用食品などの,味や栄養のほかに新しい機能として生体調節効果を有する食品の開発が盛んに進められてきている。食物に生体調節機能といった薬効を期待する考え方は,決して最近現れてきたものではない。今日では"医食同源"または"薬食同源"と表現されているように,生薬学や漢方医学領域では,食物に薬効のあることは数千年前から知

---

*　静岡県立大学薬学部客員教授

られている常識と言っても過言ではない。ここでは，薬学的な視点からみた医食同源の基本となる考え方と薬用食品について説明し，ついで茶花等の薬用食品の例について解説する。

2. 医食同源——食物に薬効を期待[1]

　漢方医学や中国伝統医学（中医学）で用いられる生薬の原典を，約1800年前の『神農本草経』にみることができる。その原本は今日に伝えられていないが，西暦500年ごろに陶 弘景が著した『神農本草経集注』などによって，その内容が明らかになっている。この書物には，今日でも繁用されている重要生薬365種が収載されており，それらは表2-1に示すように上・中・下薬の3種類に分類されている。上薬（上品）は薬の王と言える最も重要な薬で，毒性がないので長期の連用が可能で，不老，延年，元気増進を目的としている。中薬（中品）は大臣に相当する薬で，毒の有無を知って適宜用いる必要があり，病気の治療，強壮などに臨機応変に用いる。下薬（下品）は下級役人レベルの薬で，おもに病気治療に用い，有毒なので長期には用いない。上薬には朝鮮人参，甘草（かんぞう），大棗（たいそう）（ナツメ果実），黄耆（おうぎ），胡麻，枸杞子（くこし）（クコ果実），薏苡仁（よくいにん）（ハトムギ果実），山薬（さんやく）（ヤマノイモ根茎）など食物的要素の強い生薬が多く，このような生薬を"貴し"としたところに医食同源の思想がよく表されているように思われる。

　実際，重要な漢方方剤にはしばしば食物が配剤されており，例えば，風邪の初期に現在でもよく用いられる葛根湯には，香辛料のジンジャー（生姜（しょうきょう））やシナモン（桂皮（けいひ）），甘味料のリコリス（甘草），くず粉の原料であるクズの根（葛根（かっこん））やナツメの実（大棗）が用いられている。これらの食物に麻黄（まおう）と芍薬（しゃくやく）が入って葛根湯が作られており，7種の構成生薬のうち，5種までが食物と言える。また，『傷寒論（しょうかんろん）』の最初に収載されている処方の桂皮湯においても，その構成生薬5種のなかで芍薬を除く4種（大棗，桂皮，甘草，生姜）が食物と言える。

　中医学では，理想の医療とは，病気になってから薬で治療することではなく，病気にさせないことと考えられている。秦・漢時代の医学書『黄帝内経（こうていだいけい）』の

表2-1 『神農本草経』における重要生薬の分類

上薬 (120種)	「君であり，生命を養うを主とする。天に応じ，無毒，多服久服しても人を傷わない。身を軽くし，体力を益す。不老長生の薬」 ‐‐‐‐‐人参，甘草，大棗，桂皮，胡麻，朮，薏苡仁，枸杞子‥‥
中薬 (120種)	「臣であり，性を養うを主とし，人に応じて無毒と有毒とがあり，適宜配合し，病を防ぎ，体力を補う」 ‐‐‐‐‐葛根，百合，当帰，乾姜，枳実，山茱萸，知母‥‥
下薬 (125種)	「佐使であり，病を治すを主とし，毒性も強いので，長期の連用は慎むべし」 ‐‐‐‐‐大黄，附子，半夏，莨菪子，巴豆，甘遂，桔梗‥‥

『素問』には「聖人は已に病みたるを治さず，未だ病まざるを治す」とあり，予防医学を重視していることがわかる。また，『金匱要略』にも「上工は未病を治す」と述べられているように，名医は病気を予防する医者とされている。周時代のさまざまな制度を記した『周礼』という書物には医者を，①食医，②疾医（内科医），③傷医（外科医），④獣医，の4クラスに分け，"食医"を最高の医者としている。

このように，中国では古代から"食養"または"食療"と呼ばれる医療哲学のもとに，食物による病気予防，健康維持および治療効果を高める助言や指導が行われていた。唐時代には，『千金食治』が著され，日常の食物について医薬学的見地から詳しく解説されている。次いで，食物療法の専門書として『食療本草』，『飲膳正要』，『食医心鑑』，『食治通説』などの書物がつぎつぎと刊行された。明時代には李時珍によって『本草綱目』全52巻が完成され，これには1,898種にも及ぶ多数の天然薬物が収載されている。このなかには薬物というよりも，むしろ食物と考えられるものが数多く認められ，それぞれについて，経験に基づいた性質，薬効，適応症，禁忌，使用量，作り方などが詳しく記されている。その内容は，現在の『中薬大辞典』などに発展・継承されている。日本へも江戸時代初期に『本草綱目』が伝えられ，その影響下に人見必大（1642〜1701）によって『本朝食鑑』が刊行されるなど，日本においても医食同源の思想が普及する基礎になった（表2-2）。

表2-2 食養と食療

中医学‥‥‥	未病医学
黄帝内経‥‥‥	"聖人は已に病みたるを治さず,未だ病まざるを治す"
金匱要略‥‥‥	"上工は未病を治す"
周礼(周時代)‥	「食医」‥食事指導して未病を治す医師
	「疾医(内科医)」「傷医(外科医)」「獣医」
千金食治(唐時代,孫 思邈),食療本草,飲膳正要,食医心鑑,食治通説	
→食物による病気予防,健康維持(食養),治療効果(食療)	
本草綱目(明時代,李 時珍)‥‥1,898種の生薬(多数の食物)→ 中薬大辞典	
↓	
1607年 林 道春→徳川家康に献上→本朝食鑑(人見必大,1695)	
"食物の好悪について,医薬学的見地から弁別,薬効,適応症,禁忌,使用量,作り方"	

3. 薬用食品——食物と薬の狭間[2,3]

　中医学や漢方医学で用いられる生薬には,薬能,薬性,薬味といった効能や性質が知られており,これらを組み合わせて症状に合った方剤が作られて治療に用いられている。食物にも同様に食能,食性,食味があり,特に食物の薬効と気味(味性)の組み合わせを重視している。この根本思想は,前述の『黄帝内経』における"陰陽五行説"に基づいている。"陰陽五行説"は,今日の中医学や漢方医学の基礎理論というだけでなく,古代中国のひとつの世界観を現したものと言える。元来,『尚書』(『書経』)の剛柔の思想である陰陽説と民用五材(五徳説)の五行説が融合して,社会,天文,兵法,医薬などあらゆる学問に多大な影響を与えている。この"陰陽五行説"のなかに病気の治療,健康管理,調剤,調理の原則があり,薬や食物の基本となる性質が包含されている。食物の五味五性("平"を除いて四気五味とも言う)を表2-3に示すが,これらの食物の性味を組み合わせて"食養"や"食療"効果のある食事が作られると考えられている。

　実際,現在の日本薬局方に収載されている天然薬物や,漢方方剤のなかに配剤されている漢薬のなかには,惣菜や果物,甘味料,香辛料,香料などとして食用に供されるものがしばしば認められる。例えば,前述の生姜はショウガ根茎から調製され,漢方方剤中に最も繁用される生薬だが,香辛料としても重要

表2-3　食物の効用と気味

黄帝内経（素問）・・・・"陰陽五行説"（中国医薬学の基礎理論）
食物・・食能，食性，食味（薬能，薬性，薬味）
五味五性（四気五味）

五味：酸（酸っぱい味で，収斂作用があり，肝，胆，目によく，下痢や寝汗に用いる）
　　　苦（苦い味で，消炎と堅固の作用があり，心臓によく，出血性疾患や下痢に用いる）
　　　甘（甘い味で，緩和と滋養強壮作用があり，脾，胃によく，鎮痛やトゲ枝毛に用いる）
　　　辛（辛い味で，発散作用があり，肺，鼻，大腸によく，風邪に用いて発汗を促す）
　　　鹹（塩辛い味で，軟化作用があり，腎，膀胱，耳，骨によく，便秘や疝気に用いる）

五性（四気）：寒（体を冷やす。鎮静，消炎作用があり，のぼせ性の人や血圧の高い人によい）
　　　　　　　涼（寒より弱いが体を冷やす）
　　　　　　　温（体を温める。興奮作用があり，冷え性の人によい）
　　　　　　　熱（温より強い温める作用がある。貧血の人や冷え性の人によい）
　　　　　　　平（寒，熱作用が無く，日常飲食して滋養強壮作用がある）

酸と甘，苦と辛，甘と鹹など二味を組み合わせる・・・・薬膳料理
熱証の人→寒（涼）性食品，寒証の人→熱（温）性食品，
夏には寒（涼）性食品，冬には熱（温）性食品

な位置を占めている。甘草や甘茶も薬用とされるほか，むしろ主として甘味料として広く利用されている。このほか，日本薬局方には前述の大棗，山薬のほか，蘇葉（シソ葉），葛根（クズ根），山椒（サンショウ果皮），蕃椒（トウガラシ果実）などをはじめ，香料として用いられる桂皮（シナモン），丁子（クローブ），薄荷（ミント），茴香（フェンネル）や，食用色素として山梔子，サフラン，ウコンなど多数の食物が掲載されている。

　また，漢方方剤に食物が処方されている場合も多く，栗（胃風湯），玄米（白虎湯，白虎加人参湯，麦門冬湯），卵黄（黄連阿膠湯，排膿散），酢（秀癬散），胡麻油（紫雲膏），豆鼓（納豆：梔子鼓湯，梔子甘草湯，葱鼓湯），赤小豆（小豆：瓜蔕散，赤小豆湯，麻黄連翹赤小豆湯），大豆黄巻（大豆もやし：大豆散，黄巻散），白扁豆（隠元豆：香薷飲）など枚挙にいとまがないぐらいである。また，日常の食物のなかには，かつて薬効を有する薬物として利用されていたものが認め

られ，米，麦，蕎麦，豆などの穀類をはじめ，野菜，海草，茸などの菜類，菓物類，菊花や紅花などの花類および魚貝類の多くに興味深い薬効が伝承されている。著者らは，このような薬効が期待できる食物を"薬用食品"と呼んでいる。

　薬用食品の成分には，合成医薬品のような切れ味の鋭く作用点や作用機作の単純化された薬効は少ないと考えられるが，副作用の心配がなくホメオスタシス（恒常性）を助長するような病気予防や健康維持，また治癒促進や再発防止などに役立つ多面的で穏やかな効能が期待される。さらに，栽培作物の多くは，生薬に比べて安価でかつ大量入手が容易であるとともに，品質が一定しているなど新しい天然薬物資源としても魅力に富んでいる。

　著者らは，医食同源の視点からこれまでに種々の薬用食品に抗アレルギー，抗がん，抗炎症，抗潰瘍，肝保護，免疫増強などの薬効を見いだし，それらの活性成分を明らかにした。その一環として，メタボリックシンドローム改善に有効な物質を薬用食品に求めて研究を行い，タラノメ（タラ，幼芽）やサトウダイコンなどに含有されているトリテルペンサポニン類，セイジやアーティチョークに含まれるジテルペンやセスキテルペン，およびサラキア属植物（*Salacia* sp.）に含まれる salacinol 関連化合物[4]に糖やオリーブ油負荷後の血糖値および中性脂質の上昇抑制作用を見いだし，活性発現に必須な部分構造や作用機序を明らかにしてきた。ここでは，茶花（チャ花部）[5-19]，ローズヒップ[20,21]，甘茶[22,23]，パームシュガー[24-27]の抗肥満，抗糖尿病，高脂血症改善作用および活性成分の構造と活性相関や作用機序について紹介する。

4．茶花──救荒食からダイエット素材[5-19]

　チャ（*Camellia sinensis*）の花部（茶花）は，日本で古くから食用にされてきており，例えば，島根県の"ぼてぼて茶"という茶花の入ったお茶漬のような料理は今日も出雲名物として知られている。また，茶葉に茶花を入れた"花番茶"も日本各地で飲まれているが，外国では台湾やスリランカのごく一部の地域で茶葉に少量の花弁（はなびら）が入った飲料が存在するにすぎない。また，茶

花の含有成分や生体機能の解明などの薬学的研究もこれまで全く行われていなかった．

著者らは，花療法の科学的基盤形成を目的に，白梅花，桜花，椿花，菊花，三七花などの和漢薬や，リンデン，マリーゴールド，デイジー，エバーラスティングなどの西洋ハーブといった花部を薬用部位とする天然薬物の生体機能と活性成分の解明を進めてきた．本研究の一環として茶花について検討し，抗アレルギー作用，胃保護作用，肝保護作用とそれらの活性成分を明らかにした[2,3]．さらに調査・研究を進めると，中国やインドなどの茶の主産地でも茶花の食経験はなく，薬効や食能も伝承されていなかった．しかし，日本ではなぜか古くから食用にされており，前述の島根県の"ぼてぼて茶"がタタラ（製鋼）職人などの重労働者の空腹時の凌ぎ飯や飢饉の際の食延と呼ばれる食料消費の節約を図る救荒食として利用されてきた．そこで，食欲抑制作用および糖や脂質吸収阻害効果を中心に検討した結果，茶花には抗肥満作用や高脂血症改善作用などのメタボリックシンドローム予防効果が認められ，活性成分である chakasaponin 類が明らかとなった．

（1）茶花の含有成分と品質評価──サポニンが特徴成分

チャは，中国，インド，スリランカ，ケニヤ，インドネシアなど世界各地で盛んに栽培されており，特に中国は茶葉の生産量が世界で最も多く，そのなかでも福建省が最大の産地になっている．著者らは，日本，中国，台湾，インド，スリランカ，ケニヤ産チャ（中国種：Camellia sinensis，インド種：C. sinensis var. assamica）の茶葉[11]や種子[12]とともに，茶花の含有成分を探索した．その結果，茶花から既知成分としてフラボノール配糖体8種，カテキン類5種，芳香族配糖体7種，メガスティグマン配糖体1種，サポニン1種，カフェインを単離し，新規成分としてサポニン類23種（chakasaponin I～VI, floratheasaponin A～J, floraassamsaponin I～VII），フラボノール配糖体2種（chakaflavonoside A, B）および芳香族配糖体2種（chakanoside I, II）を明らかにした．

また，HPLC を用いたサポニン類，フラボノール配糖体，カテキン類および

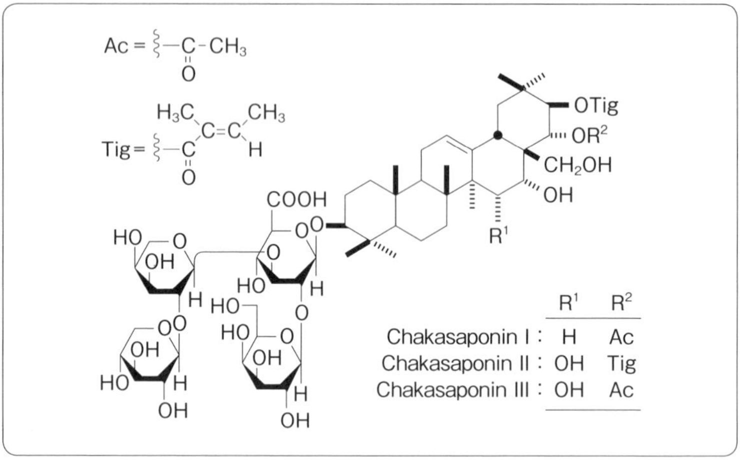

図2-1 茶花の主要サポニン成分

カフェインの定量法を開発し[6,10]，中国（5産地），台湾（12産地），インド，日本（各3産地），タイ，スリランカ産の茶花について比較した．その結果，中国種では，インド，タイ，中国四川省産茶花には chakasaponin 類と floratheasaponin 類が含有されていたが，日本，中国安徽省産の茶花には floratheasaponin 類が，中国福建省産には chakasaponin 類がそれぞれ含有されていた．インド種の茶花には，floraassamsaponin 類が含有されるなど顕著な地域差が認められた．さらに，福建省産中国種の3〜5分咲きの蕾がエキス収量やサポニンなどの含量が最も高いことが判明するとともに，福建省産茶花は chakasaponin I, II, III（図2-1）が主要サポニンで定量分析が容易であり，葉部と比較してカフェイン含量が低く，フラボノール配糖体などのポリフェノール含量の高いことが明らかとなった．

（2）抗糖尿病効果——血糖値上昇の抑制効果[13,14]

福建省産茶花の水抽出エキスには，ショ糖負荷ラットにおける血糖値上昇の抑制作用が認められ，その活性成分として chakasaponin I, II, III 等のサポニン成分が得られた．また，茶花エキスには，スーパーオキシドおよび DPPH

ラジカル消去活性とともに，α-グルコシダーゼやアルドース還元酵素阻害作用のあることが判明した．これらの活性には，フラボノール配糖体やカテキン類などのポリフェノール成分も関与していると考えられる．

（3）高脂血症改善作用——血中の中性脂肪値の上昇抑制作用[14-16]

茶花エキスには，中性脂質（オリーブ油）負荷マウスにおける血中の中性脂

表2-4 オリーブ油負荷マウスにおける福建省産茶花の水抽出エキスおよびChakasaponin類（Ⅰ～Ⅲ）の血中の中性脂質（TG）上昇抑制作用

	用量 (mg/kg, p.o.)	n	血中 TG (mg/100 mL)		
			2.0 h	4.0 h	6.0 h
Normal	—	11	128.2 ± 12.2**	118.9 ± 9.3**	102.3 ± 9.8**
Control	—	11	423.0 ± 55.7	431.0 ± 33.7	270.3 ± 41.0
H₂O ext.	125	11	425.8 ± 45.5	455.1 ± 65.4	263.8 ± 34.8
	250	11	380.1 ± 74.3	448.0 ± 42.0	234.5 ± 23.3
	500	11	215.2 ± 37.7*	395.8 ± 73.6	315.4 ± 61.4
Normal	—	6	115.5 ± 12.4**	126.7 ± 9.0**	122.9 ± 10.4**
Control	—	8	440.5 ± 45.2	359.4 ± 43.2	267.8 ± 37.8
Chakasaponin I	25	6	435.7 ± 67.4	296.8 ± 45.2	197.7 ± 26.6
	50	6	284.2 ± 9.6**	347.5 ± 27.2	257.7 ± 34.4
Normal	—	6	152.4 ± 13.5**	149.8 ± 15.0**	118.5 ± 14.7*
Control	—	8	553.8 ± 49.8	522.7 ± 44.0	259.8 ± 50.3
Chakasaponin II	25	6	431.8 ± 49.8**	436.9 ± 63.3	240.2 ± 24.1
	50	6	249.5 ± 31.1**	416.7 ± 71.2	390.0 ± 73.9
Normal	—	6	124.0 ± 8.4**	94.7 ± 8.3**	87.0 ± 11.3**
Control	—	8	407.2 ± 73.0	385.1 ± 71.4	207.8 ± 36.1
Chakasaponin III	25	6	394.1 ± 81.4	300.5 ± 67.2	184.8 ± 36.8
	50	6	214.4 ± 62.7*	314.3 ± 88.2	255.5 ± 60.0
Normal	—	10	154.3 ± 9.3**	138.0 ± 9.8**	138.1 ± 12.3**
Control	—	10	387.1 ± 39.2	320.4 ± 61.3	276.5 ± 35.1
Orlistat	6.25	10	266.4 ± 31.1*	179.3 ± 17.2*	155.6 ± 13.2**
	12.5	10	187.9 ± 25.5**	176.0 ± 29.5**	189.7 ± 28.8*
	25	10	158.9 ± 28.7**	132.2 ± 10.5**	140.1 ± 13.7**

平均値±標準誤差，*$p<0.05$，**$p<0.01$．
ddY系雄性マウスに被験サンプルを経口投与し，その30分後にオリーブ油（5 mL/kg）を経口負荷した．2，4および6時間後に採血し，血中TG濃度を測定した．

質上昇の抑制作用が認められ,主活性成分は chakasaponin 類や floratheasaponin 類であることが判明した(表 2-4)。また,茶花エキスと chakasaponin 類,floratheasaponin 類に膵リパーゼ阻害作用が認められた。

(4) 胃排出能抑制作用(摂食の抑制)[14]と小腸内輸送能亢進作用(便秘や腸閉塞の改善)[16]

茶花エキスと chakasaponin 類(I〜III)には,胃内容物の小腸への移行の遅延作用(胃排出能抑制作用)と小腸運動亢進による早期の排出作用(小腸内輸送能亢進作用)のあることが判明した(表 2-5)。これらの結果から,茶花エキス

表 2-5 マウスにおける福建省産茶花の水抽出エキスおよび Chakasaponin 類 (I〜III)の胃排出能抑制作用と小腸内輸送能亢進作用

	用量 (mg/kg, p.o.)	N	胃排出能[a] (%)	n	小腸内輸送能[b] (%)
Control	—	10	82.2 ± 1.6	12	48.3 ± 2.3
H$_2$O ext.	125	7	80.3 ± 2.4	12	48.9 ± 2.3
	250	7	84.7 ± 1.5	12	58.6 ± 3.9
	500	7	76.9 ± 3.3	13	65.4 ± 3.4**
Control	—	9	75.0 ± 4.1	7	40.0 ± 2.5
Chakasaponin I	25	7	68.5 ± 5.0	8	43.8 ± 1.3
	50	7	50.2 ± 3.0**	7	49.1 ± 4.3
	100	7	37.9 ± 1.4**	7	81.6 ± 3.3**
Control	—	10	73.1 ± 2.1		
Chakasaponin II	25	7	65.2 ± 3.9	5	64.9 ± 10.8
	50	7	56.9 ± 2.7*	5	52.1 ± 5.8
	100	7	40.5 + 6.7**	5	75.6 ± 11.1**
Control	—	10	76.8 ± 2.4		
Chakasaponin III	25	7	70.7 ± 1.9	7	51.0 ± 3.4
	50	7	51.0 ± 2.7**	7	64.2 ± 6.3*
	100	7	39.8 ± 1.7**	7	68.5 ± 2.5**

平均値 ± 標準誤差,*$p<0.05$,**$p<0.01$。
[a]:サポニン投与の 30 分後に,0.05%フェノールレッドを含む CMC-Na 溶液を経口投与し,30 分後に胃に残存したフェノールレッド量を測定した。
[b]:各サポニン投与の 1 時間後に,5%炭素末を含む CMC-Na 溶液を経口投与し,30 分後に炭素末の小腸内移動率を測定した(先端法)。

と chakasaponin 類の血糖値上昇抑制や中性脂質上昇抑制効果には，胃内容物の小腸への移動遅延と小腸での膵リパーゼや α-グルコシダーゼ阻害による吸収抑制，ついで小腸での排出亢進作用が主として関与していると考えられる。

(5) 抗肥満作用[17]

茶花エキスの経口投与によって，自然発症肥満型糖尿病モデル（Tsumura Suzuki Obese Diabetic：TSOD）マウスと高脂肪食飼育マウスで体重増加抑制作用（図2-2）とともに，肝重量，内臓脂肪量や血中総コレステロールの減少および耐糖能の改善が認められた。

(6) 食欲抑制作用とそのメカニズム——茶花のサポニンは吸収されずに 作用発現[17-19]

茶花エキスが短期間で体重減少を示したことから，摂取量への影響を検討したところ TSOD マウスと高脂肪食飼育マウスのいずれにおいても茶花エキスに摂取量の減少効果が認められた（図2-3）。また，chakasaponin 類（I～III）での検討から，普通食飼育マウスにおいても摂食抑制作用のあることが判明した（図2-4）。その作用様式を明らかにするため，茶花のサポニン分画と最も高含量のサポニン成分 chakasaponin II を用いて検討した結果，いずれも食欲亢進シグナル neuropeptide Y（NPY）が mRNA レベルで減少した（図2-5）。また，カプサイシン前処理により迷走神経を遮断したマウスにおいて，サポニン分画や chakasaponin II の摂食抑制作用の減弱が認められた。つぎに，chakasaponin II には，摘出回腸を用いた実験で serotonin（5-HT）の遊離促進作用，マウスの単回投与での血中の活性型 glucagon-like peptide 1（GLP-1）および cholecystokinin（CCK）濃度の有意な増加が観察された（表2-6）。さらに，chakasaponin II の投与 1 時間後の小腸内残存量を LC-MS/MS で測定し，約 1/3 が残存していたことから，chakasaponin 類が難吸収性であることが確認された。以上の結果を考え合わせると，chakasaponin 類は，食欲亢進シグナル（NPY）の減少と食欲抑制作用を示す 5-HT，GLP-1 および CCK などの遊

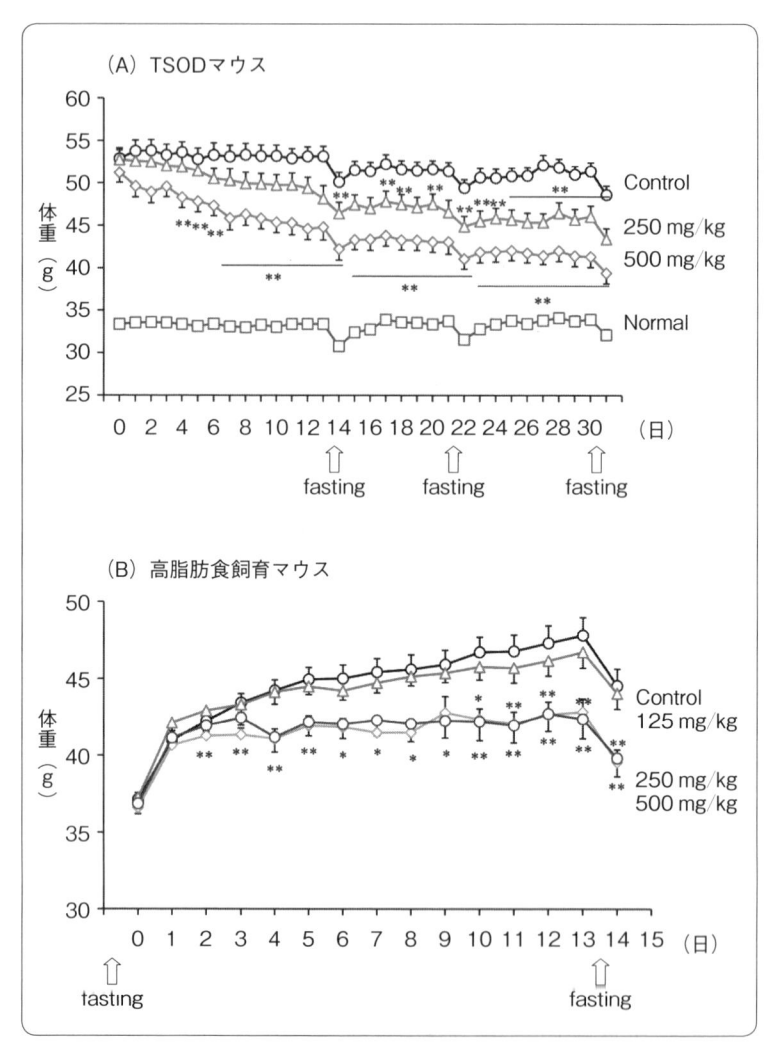

図 2-2 TSOD マウスおよび高脂肪食マウスにおける福建省産茶花の水抽出エキスの体重増加抑制作用

A：TSOD 雄性マウスに被験サンプルを1日1回経口投与し，2または3週間目に耐糖能試験（GTT）を実施した。正常マウス（Normal）にはTSNO 雄性マウスを用いた。実験期間中は一般用固形食（MF，オリエンタル酵母工業）を与えた。

B：グラフは平均値と標準誤差（$n = 6 \sim 10$）および危険率（$^{*}p < 0.05$，$^{**}p < 0.01$）を示す。高脂肪食はリサーチダイエット社製（D12451，45 kcal%）を用いた。

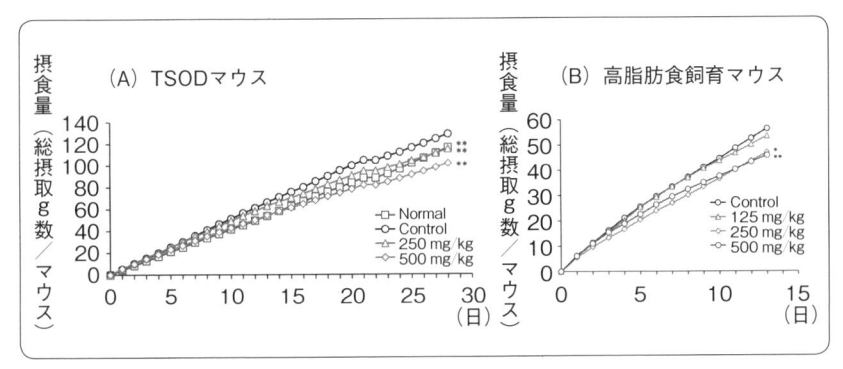

図2-3 TSOD マウスおよび高脂肪食飼育マウスにおける福建省産茶花水抽出エキスの摂食抑制作用 ($n=6\sim10$, $*p<0.05$, $**p<0.01$)

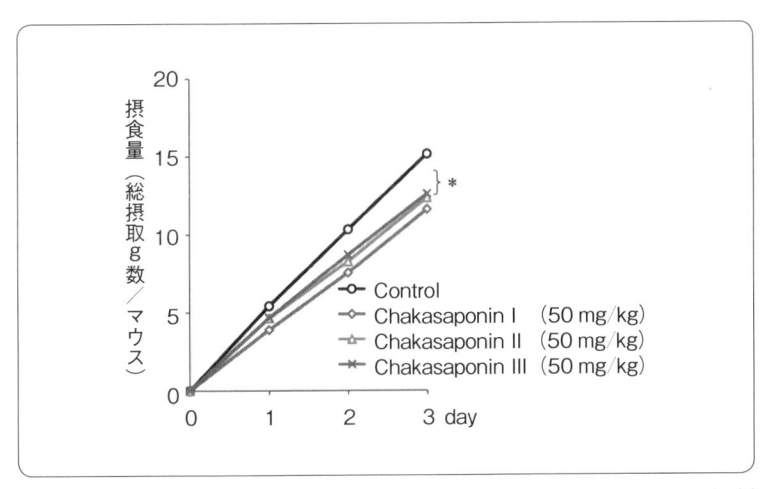

図2-4 普通食マウスにおける Chakasaponin 類（I～III）の摂食抑制作用 ($n=5$, $*p<0.05$)

離促進を発現して，迷走神経求心路を介して食欲抑制シグナルが伝達されると考えられた。

　茶花のサポニンの結果は，水溶性成分が代謝吸収されることなく消化管での神経刺激によって作用発現することを示唆しており，湯液や水抽出エキスが用いられる生薬や漢方方剤の薬効解析に有用な知見になると思われる。

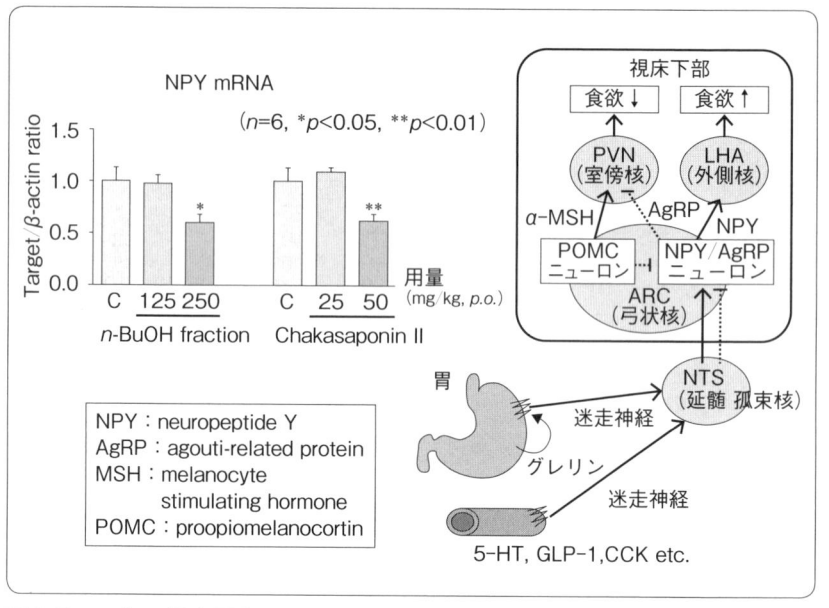

図2-5 マウス視床下部 NPY mRNA 発現に及ぼすサポニン分画（n-BuOH fraction）および Chakasaponin II の抑制作用と代表的な食欲シグナル伝達

被験サンプル投与4日後に視床下部を摘出し総 mRNA を抽出した。逆転写後，発現量を定量 PCR で測定した。

表2-6 マウス摘出回腸における 5-HT 遊離および血中 GLP-1 および CCK 濃度に及ぼす Chakasaponin II の作用

	5-HT 遊離促進 (in vitro)[a]		GLP-1 および CCK 遊離促進 (in vivo)[b]			
	濃度 (μM)	5-HT 遊離量 (ng/g tissue)	用量 (mg/kg, p.o.)	摂餌量 (g/30 min)	血中 GLP-1 濃度 (pg/mL)	血中 CCK 濃度 (pg/mL)
Control	—	11.2±1.3	—	1.24±0.05	20.0±3.4	419±25
Chakasaponin II	100	15.6±1.9	25	1.20±0.09	25.3±4.6	681±70**
	1,000	28.3±2.8**	50	0.99±0.06*	37.3±9.9*	702±112**

平均値±標準誤差，($n=6\sim10$)，*$p<0.05$，**$p<0.01$。

[a]：マウス摘出回腸切片（0.03～0.05 g）を被験サンプルを含む modified Krebs's solution 中で20分間インキュベーションし，メディウム中の5-HT 濃度を HPLC-ECD 装置で測定した。

[b]：16時間絶食した ddY 系雄性マウスに被験サンプルを経口投与し，45分後に高脂肪食（リサーチダイエット社，D12451）を与えた。30分後に摂餌量を測定するとともに麻酔下で門脈から採血し，活性型 GLP-1 および CCK 濃度を測定した。

（7）安全性と臨床結果[10]

　SD系雌雄ラットでの急性毒性試験では，茶花エキス 1,250 mg/kg, 2,500 mg/kg, 5,000 mg/kg の単回投与でいずれも死亡はなく，体重および剖検において異常は認められなかった。また，茶花エキスの 1, 1.75, 2.5％（w/w）混合飼料を SD 雌雄ラットに 91 日間反復投与したところ，死亡はなく何ら毒性を示唆する変化も認められなかった。臨床治験では，24～45 歳で BMI 25～30 の女性ボランティア 40 人を対象として，1 カ月間実施した。二重盲検無作為化プラセボ比較試験方法で体重，腰周り，肩周り，太股周り，血中物質（血糖値，中性脂質，コレステロール）が検討された。その結果，茶花抽出エキス（100 mg/日，300 mg/日，1,000 mg/日）の投与で平均 1.70～2.50 kg の体重減少が認められ，肩周り，腰周り，太股周りのいずれでもプラセボ群より有意な減少作用が観測された。また，血液生化学的検査での異常は特に認められず，ヒトでの安全性も確認された。

　現在，抗肥満薬として，強力な膵リパーゼ阻害薬 orlistat や食欲抑制薬のマジンドールが用いられているが，有効性が乏しいことや依存性形成などの副作用のため，より優れた医薬品やそれに替わる機能性食品が求められている。以上述べてきたように茶花エキスや chakasaponin 類の血糖値および中性脂質の上昇抑制作用および食欲抑制作用はメタボリックシンドロームの予防に有効と考えられ，また，胃保護作用や抗アレルギー作用などの効果も期待できるなど新しい機能性食品素材として有望と思われる。

5．ローズヒップ──未利用資源（種子）の有効利用[20, 21]

　ローズヒップは，ヨーロッパノイバラ（*Rosa canina*）やナニワイバラ（*R. laevigata*）などの果実で，ビタミンCが多く含まれ，茶剤，清涼飲料の原料とされるほか，マーマレードやスープとして食されてきた。また，利尿，抗痛風，緩下，抗リウマチなどを目的に欧州各地で用いられる西洋ハーブとして知られている。通常，ローズヒップは，果実から種子等を除いた果皮が良品として市

場に流通している。

著者らは，ローズヒップ抽出物のマウスへの投与が体重増加の抑制および副睾丸脂肪重量を低下させることを見いだした。さらに，果実全体，果皮および種子から得られた抽出物の活性を比較した結果，体重増加抑制活性はこれまで捨てられていた種子に集約していることが判明した。そこで，種子中に含まれる成分を精査して，主成分として trans-tiliroside を得，その14日間の連投（0.1～10 mg/kg/日, p.o.）による，成熟した雄性マウス（ddY, 11w）の体重推移，食餌量，内臓脂肪重量および耐糖能に与える影響について検討した。その結果，trans-tiliroside は，低用量（0.1 mg/kg/日）から有意な体重増加の抑制および肝臓中の中性脂肪（TG）含量の低下とともに（表2-7），内臓脂肪重量（副睾丸＋腸間膜＋腎周囲脂肪）も有意に減少することが観察された（表2-8）。さらに，14日間投与での耐糖能試験（glucose, 1 g/kg, i.p.）では，trans-tiliroside の投与によって，空腹時血糖値には影響を与えなかったが，糖負荷時の血糖値の推移を有意に低下させることが判明した。

表2-7 *trans*-Tiliroside の体重増加抑制および肝臓 TG 含量低下作用

	用量 (mg/kg/日)	体重増加量		肝臓 TG (mg/liver)
		(g)	(% of control)	
Control	—	4.6 ± 0.5	100.0 ± 9.9	57.3 ± 5.4
Tiliroside	0.1	2.6 ± 0.5*	56.7 ± 10.4*	46.7 ± 9.7
	1	1.3 ± 0.6**	28.3 ± 11.3**	30.8 ± 5.5**
	10	1.4 ± 0.2**	30.1 ± 4.8**	29.2 ± 4.7**

平均値±標準誤差（$n=5\sim7$），$*p<0.05$，$**p<0.01$。

表2-8 *trans*-Tiliroside の内臓脂肪（副睾丸，腸間膜，腎周囲脂肪）の蓄積抑制作用

	用量 (mg/kg/日)	副睾丸脂肪[a] (mg)	腸間膜脂肪[b] (mg)	腎周囲脂肪[c] (mg)	内臓脂肪[a+b+c] (mg)
Control	—	1,205 ± 136	846 ± 62	372 ± 48	2,424 ± 235
Tiliroside	1	407 ± 89**	509 ± 43**	141 ± 37**	1,057 ± 159**
	10	350 ± 24**	516 ± 16**	132 ± 18**	998 ± 52**

平均値±標準誤差（$n=5\sim7$），$**p<0.01$。

次に，*trans*-tiliroside の活性発現に必須な構造を明らかにする目的で，構成する部分構造，kaempferol 3-*O*-β-D-glucopyranoside, kaempferol, および *p*-coumaric acid（図2-6）における抗肥満作用を比較検討したところ，強い抗肥満活性の発現には，糖部分に結合する *p*-coumaroyl 基の存在が重要であることが明らかとなった。また，DNA マイクロアレイを用いて *trans*-tiliroside の投与（10 mg/kg, *p.o.*）14日間後における肝臓組織での糖および脂質代謝関連遺伝子の発現を解析した。さらに，*trans*-tiliroside（10 mg/kg, *p.o.*）の単回投与で肝臓中の PPARα および CPT II，副睾丸脂肪中の adiponectin および PPARγ mRNA の発現亢進が観察され（図2-7），これらの関与した脂質代謝や抗糖尿病メカニズムが支持された。このほか，*trans*-tiliroside には，D-galactosamine-lipopolysaccaride 誘発肝障害や TNF-α の関与した作用機作を明らかにしている。ローズヒップの研究は，未利用資源である種子を利用した"もったいない"の気質から生まれたものといえる。

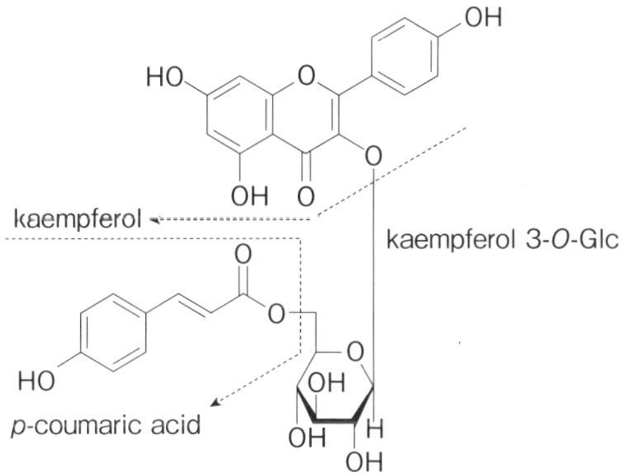

図2-6　フラボノール配糖体 *trans*-Tiliroside および関連化合物

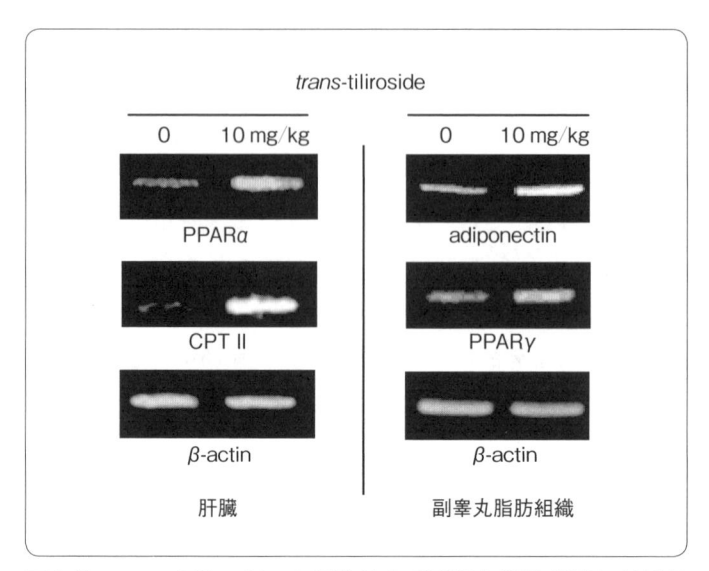

図 2-7　trans-Tiliroside の肝臓および副睾丸脂肪組織における PPARα, CPT II, Adiponectin, PPARγ m-RNA 発現作用

6. 甘茶──機能性甘味料[22, 23]

　Pioglitazone などの PPARγ アゴニストは，おもに脂肪細胞における PPARγ に作用することによってインスリン抵抗性を改善すると考えられており，特に，血中 adiponectin 濃度を上昇させ，これが糖代謝異常の改善につながっていることが明らかとなっている。著者らは PPARγ アゴニストが脂肪前駆細胞 3T3-L1 の脂肪細胞への分化を促進し，adiponectin の産生を増加させることに着目し，3T3-L1 細胞の中性脂質（TG）の蓄積を分化の指標として検討したところ，甘味料として用いられてきた甘茶（*Hydrangea macrophylla* var. *thunbergii* の発酵葉）の主要成分 hydrangenol, phyllodulcin および hydrangeic acid に活性を見いだした。すなわち，ジヒドロイソクマリン hydrangenol, phyllodulcin および hydrangeic acid 処理により，細胞内中性脂質量は有意に増加した（図 2-8）。一方，6 位に水酸基を有するジヒドロイソクマリンやイソクマリンおよびジヒドロイソクマリン配糖体においてはほとんど活性が認めら

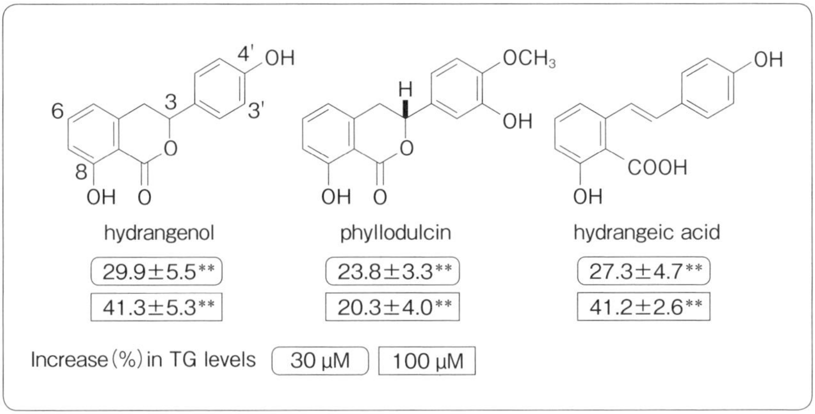

図 2-8 甘茶成分の 3T3-L1 細胞における中性脂質の蓄積作用（脂肪細胞への分化促進作用）
平均値 ± 標準誤差 $(n=4)$, $**p<0.01$。

表 2-9 甘茶成分 Hydrangenol の Adiponectin, PPARγ, IL-6, および GLUT4 m-RNA 発現に対する作用

	Conc. (μM)	比率 (target gene/β-actin mRNA)（6 日間）			
		Adiponectin	PPARγ	IL-6	GLUT4
Control (DMSO)	—	1.00 ± 0.09	1.00 ± 0.05	1.00 ± 0.02	1.00 ± 0.10
Hydrangenol	30	1.98 ± 0.06**	1.92 ± 0.03**	0.78 ± 0.03**	1.12 ± 0.07
	100	2.46 ± 0.09**	2.65 ± 0.08**	0.51 ± 0.05**	1.38 ± 0.04**
Troglitazone	3	3.01 ± 0.11**	1.09 ± 0.02	0.89 ± 0.02	2.92 ± 0.11**

平均値 ± 標準誤差 $(n=3\sim4)$, $**p<0.01$。

れなかったことから，活性発現にはジヒドロイソクマリン構造またはスチルベン構造が重要であり，6 位水酸基や配糖体構造は活性を減弱させる傾向にあることが明らかになった．さらに，これらの化合物に adiponectin 濃度と 2-deoxyglucose の取込みを濃度依存的に増加させることが認められた．定量 RT-PCR によって遺伝子発現に及ぼす影響を検討したところ，adiponectin mRNA および PPARγ mRNA の発現増加とアディポサイトカインのひとつである IL-6 mRNA の発現の減少が観察された．また，GLUT4 の発現を増加させる傾向が認められた（表 2-9）．次に，KK-A^y マウスを用いた抗糖尿病作用につ

いて検討したところ，投与2週間後において有意な血糖値および遊離脂肪酸濃度の低下が認められた．

また，これらのジヒドロイソクマリンは，いずれもPPARγアゴニストtroglitazoneとは異なる遺伝子発現パターンを示し，Receptor Cofactor Assay System (EnBio RCAS for PPARγ, EnBioTec Laboratories) を用いた実験において，アゴニストとしての活性は観察されなかった．これらの結果から，少なくともPPARγアゴニストとは異なる作用機序で作用発現すると推察された．

甘茶は，長野県等で栽培されるアマチャ (*Hydrangea macrophylla* var. *thunbergii*) を発酵後，乾燥処理して調製される．江戸時代に開発された日本特産の生薬で，一般には灌仏会の甘茶供養に用いられることで知られている．甘茶は日本薬局方に収載されている医薬品であるが，薬用としての歴史は浅く，主として甘味料や口腔清涼剤に用いられるにすぎなかった．著者らは，甘茶の新しい機能としてこれまでに抗アレルギー作用，抗歯周病作用，利胆作用，抗酸化作用等を見いだしている．ここで示したように，甘茶に抗糖尿病作用のあることが明らかになったことから，甘茶を糖尿病患者の甘味料として利用することも期待できる．

7．パームシュガー──体に優しい砂糖[24-27]

サトウヤシの一種 *Borassus flabellifer* (オウギヤシ) は，タイ，マレーシア，その他東南アジア，インド亜大陸および熱帯アフリカなどに広く分布しているヤシ科植物で，スリランカのアーユル・ヴァーダ医学において，その雄花序部から採取される椰子砂糖 (パームシュガー) は糖尿病患者の甘味料として用いられている．また，タイなどの東南アジア諸国では，椰子砂糖を"体に優しい砂糖"と称して広く利用している．タイでの椰子砂糖の製法は，サトウヤシ (*Borassus flabeller* など) の雄花の汁を集めて固めるが，花汁を採取する際に発酵を防ぐためと称してフタバガキ科植物 *Cotylelobium melanoxylon* などの樹片を加えるのが一般的である．*B. flabellifer* (雄花序部) のメタノール抽出エ

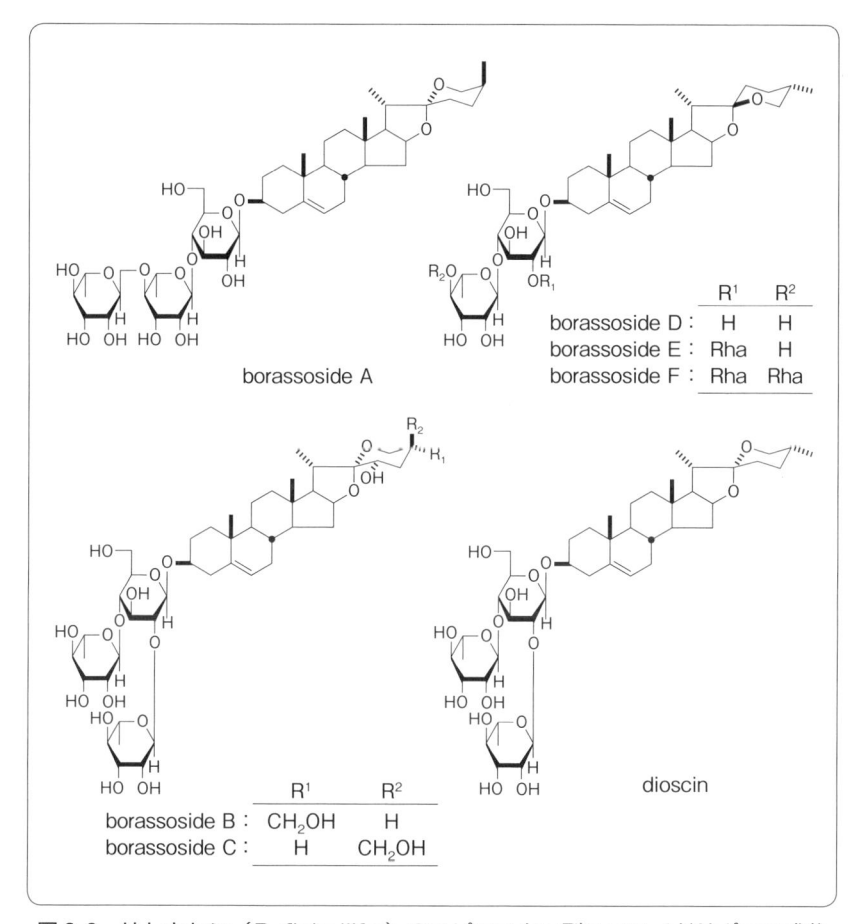

図2-9 サトウヤシ（*B. flabellifer*）のスピロスタン型ステロイドサポニン成分

キスにショ糖負荷ラットにおける血糖値上昇抑制作用を見いだしたことから，その活性成分の探索に着手し，6種の新規スピロスタン型ステロイドサポニン borassoside A〜F を単離・構造決定するとともに，dioscin など23種の既知化合物を単離・同定した（図2-9）。

次に，主要なスピロスタン型ステロイドサポニン成分である dioscin について，ショ糖負荷ラットおよびマウスにおける血糖値上昇抑制作用について検討

した．その結果，ラットで 25 mg/kg（$p.o.$），マウスで 100 mg/kg（$p.o.$）の用量で有意な血糖値上昇抑制作用が認められた．次に，グルコースを腹腔内投与したところ，ラット，マウスともに血糖値上昇抑制作用がみられなかったことから，dioscin の血糖値上昇抑制作用は消化管における作用であることが示唆された．また，dioscin には小腸グルコシダーゼ阻害活性が認められず，ラットで 25 mg/kg（$p.o.$），マウスで 50 mg/kg（$p.o.$）用量で有意な胃排出能抑制作用が認められたことから，dioscin の糖負荷後の血糖値上昇抑制作用は，おもに経口投与した糖を胃から吸収部位である小腸に移行する過程を遅らせるためと推察された．

Cotylelobium melanoxylon や *Shorea roxbarghii* は東南アジアに分布するフタバガキ科（Dipterocarpacea）植物の広葉樹であり，いずれもタイではオウギヤシ（*Borassus flabellifer*）から砂糖の原料となる花序液を採取する際の発酵防止や腐敗防止のために使われている．また，タイ伝統医学において収斂，止瀉，血液凝固作用などを目的に薬用にも供されている．そこで，パームシュガーの生体機能性に *C. melanoxylon* に含有される成分がかかわっている可能性について検討した．その結果，*C. melanoxylon* の乾燥樹皮および木部のメタノール抽出エキスにリパーゼ阻害作用（$IC_{50} = 40\,\mu g/mL$, $25\,\mu g/mL$），オリーブ油負荷マウスでの血中 TG 上昇に対する抑制作用およびショ糖負荷ラットでの血糖値上昇に対する抑制作用が認められた．メタノール抽出エキスから新規成分として melanoxylin A, B を単離，構造決定するとともに，主成分として vaticanol G などのスチルベンオリゴマーを得た（図 2-10）．

主要スチルベンオリゴマー成分についてリパーゼに対する阻害試験を行った結果，vaticanol G などのポリフェノールに阻害作用認められ，有意な血中脂質上昇抑制作用も認められた．また，α-グルコシダーゼ阻害作用や有意な血糖値上昇抑制作用も認められた．

さらに，ラット摘出小腸切片を用いた ^{14}C-グルコースの取込実験の結果から，vaticanol G は Na^+/D-グルコース共輸送担体（SGLUT）を介したグルコースの吸収を直接阻害していることが推察された．また，胃排出能について検討した

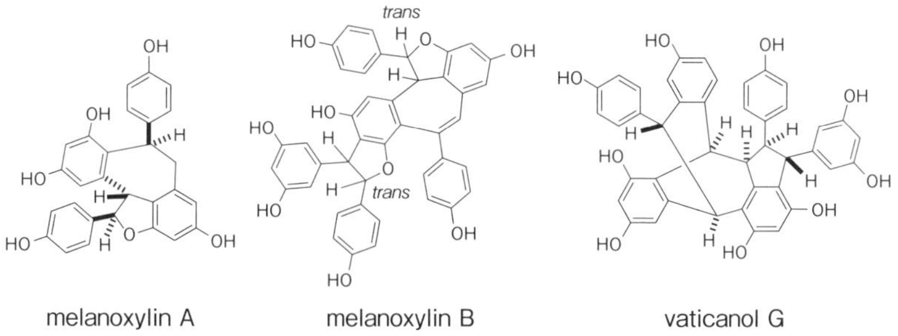

図2-10　*C. melanoxylon* のスチルベンオリゴマー成分

　ところ，メタノール抽出エキス，主要成分ともに有意な胃排出能抑制作用が認められたことから，これらの作用には，胃排出能抑制作用も関与していることが推測された。さらに，高脂肪食飼育マウスにおいて内臓脂肪増加に対する抑制作用が認められた。また，*Shorea roxbarghii* からもいろいろなスチルベンオリゴマー成分を単離し，血中の中性脂質上昇抑制や血糖値上昇抑制作用のあることを明らかにした。

　パームシュガーの抗糖尿病作用は，サトウヤシの雄花に含まれるステロイドサポニンとフタバガキ科植物のスチルベンオリゴマーが寄与していることが判明した。日本の黒砂糖にも，糖尿病によい成分があるといわれていたので，おもな黒砂糖原料であるテンサイ（サトウダイコン，*Beta vulgaris*）の根を探索したところ，糖吸収抑制活性を示すトリテルペン配糖体（betavulgaroside類など）を得た。しかし，これらの成分は，砂糖精製の過程で"アク"として取り除かれる。甘党の著者としては少し見てくれが悪くとも，甘味を十分に堪能できる"体に優しい砂糖"の普及を望むところである。

8．おわりに

　人類が薬を発見した経緯のひとつとして，食物のなかから効力のあるものが

選び出されたといわれている。この医食同源の考え方は，中医学やアーユル・ヴェーダ医学などの東洋医学の根幹を成している。薬用食品の生体機能が解明されるなど，薬食同源の科学的研究がさらに進展して国民の健康に貢献することができればと念じている。

文　献

1) 吉川雅之：漢方薬・生薬薬剤師講座テキスト（第3版）3．食品薬学—薬食同源の視点から食品を科学する．（日本薬剤師研修センター編）．pp.82-93, 2010.
2) 吉川雅之：オリエンタルハーブの機能性と利用．食品と開発，1999；34；4-8.
3) 吉川雅之：薬用食品の糖尿病予防成分—医食同源の観点から．科学と生物，2002；40；172-178.
4) Muraoka O., Morikawa T., Miyake S. et al.：Quantitative analysis of neosalacinol and neokotalanol, another two potent glucosidase inhibitors from *Salacia* species, by LC-MS with ion pair chromatography. J Nat Med, 2011；65；142-148., and references cited therein.
5) Yoshikawa M., Nakamura S., Kato Y. et al.：Medicinal flowers. XIV. New acylated oleanane-type triterpene oligoglycosides with antiallergic activity from flower buds of Chinese tea plant (*Camellia sinensis*). Chem Pham Bull, 2007；55；598-605.
6) 吉川雅之：第8章 茶花の生体機能性成分．薬用食品の開発—薬用・有用植物の機能性食品素材への応用（吉川雅之編）．シーエムシー出版，pp.103-109, 2007.
7) Yoshikawa M., Sugimoto S., Nakamura S. et al.：Medicinal flowers. XXII. Structures of chakasaponins V and VI, chakanoside I, and chakaflavonoside A from flower buds of Chinese tea plant (*Camellia sinensis*). Chem Pharm Bull, 2008；56；1297-1303.
8) 播磨章一，吉川雅之，徳岡清司；茶樹及び茶花の中的考察—特に茶花の食品としての利用．薬史学雑誌，2008；43；16-32.
9) Sugimoto S., Yoshikawa M., Nakamura S. et al.：Medicinal flowers. XXV. Structures of floratheasaponin J and chakanoside II from Japanese tea flower, flower buds of *Camellia sinensis*. Heterocycles, 2009；78；1023-1029.
10) Morikawa T., Miyke S., Miki Y. et al.：Quantitative analysis of acylated oleanane-type triterpene saponins, chakasaponins I-III and floratheasaponins A-F, in the flower buds of *Camellia sinensis* from different regional origins. J Nat Med, 2012；66；608-613.

11) Morikawa T., Nakamura S., Kato Y. et al.: Bioactive saponins and glycosides. XXVIII. New triterpene saponins, foliatheasaponins I, II, III, IV, and V, from tencha (the leaves of *Camellia sinensis*). Chem Pham Bull, 2007;55;293-298.
12) Li N., Morikawa T., Matsuda H. et al.: New flavanone oligoglycosides, theaflavanosides I, II, III,and IV, with hepatoprotective activity from the seeds of tea plant (*Camellia sinensis*). Heterocycles, 2007;71:1193-1201., and references cited therein.
13) 吉川雅之, 王 涛, 杉本幸子・他: 茶花 (チャ, *Camellia sinensis*, 花蕾部) の機能性サポニン: Floratheasaponin 類の胃保護作用と血糖値上昇抑制作用及び HPLC を用いた定性及び定量分析. 薬学雑誌, 2008;128;141-151.
14) Matsuda H., Hamao M., Nakamura S. et al.: Medicinal flowers. XXXIII. Antihyperlipidemic and anti-hyperglycemic effects of chakasaponins I-III and structure of chakasaponin IV from flower buds of Chinese tea plant (*Camellia sinensis*). Chem Pharm Bull, 2012;60;674-680.
15) Yoshikawa M., Morikawa T., Yamamoto K. et al.: Floratheasaponins A-C, acylated oleanane-type triterpene oligoglycosides with anti-hyperlipidemic activities from flowers of the tea plant (*Camellia sinensis*). J Nat Prod, 2005;68;1360-1365.
16) Yoshikawa M., Sugimoto S., Kato Y. et al.: Acylated oleanane-type triterpene saponins with acceleration of gastrointestinal transit and inhibitory effect on pancreatic lipase from flower buds of Chinese tea plant (*Camellia sinensis*). Chem Biodiv, 2009;6;903-915.
17) Hamao M., Matsuda H., Nakamura S. et al.: Anti-obesity effects of the methanolic extract and chakasaponins from the flower buds of *Camellia sinensis* in mice. Bioorg Med Chem, 2011;19;6033-6041.
18) 吉川雅之: 第3章 茶花の生体機能: メタボリックシンドローム予防作用. 薬用食品の開発 II —薬用・有用植物の機能性食品素材への応用 (吉川雅之, 村岡修編), シーエムシー出版, pp.26-45, 2012.
19) 吉川雅之: 茶花のメタボリックシンドローム予防効果. FOOD Style 21, 2012;16;41-44.
20) Matsuda H., Ninomiya K., Shimoda H. et al.: Hepatoprotective principles from the flowers of *Tilia argentea* (linden): Structure requirements of tiliroside and mechanisms of action. Bioorg Med Chem, 2002;10;707-712.
21) Ninomiya K., Matsuda H., Kubo M. et al.: Potent anti-obese principle from *Rose canina*: Structural requirements and mode of action of trans-tiliroside. Bioorg Med Chem Lett, 2007;17;3059-3064.

22) Zhang H., Matsuda H., Kumahara A. et al. : New type of anti-diabetic compounds from the processed leaves of *Hydrangea macrophylla* var. *thunbergii* (Hydrangeae Dulcis Folium). Bioorg Med Chem Lett, 2007 ; 17 ; 4972-4976.
23) Zhang H., Matsuda H., Yamashita C. et al. : Hydrangeic acid from the processed leaves of *Hydrangea macrophylla* var. *thunbergii* as a new type of antidiabetic compound. Eur J Pharmacol, 2009 ; 606 ; 255-261.
24) Yoshikawa M., Xu F., Morikawa T. et al. : Medicinal flowers. XII. New spirostane-type steroid saponins with antidiabetogenic activity from *Borassus flabellifer*. Chem Pharm Bull, 2007 ; 55 ; 308-316.
25) Matsuda H., Asao Y., Nakamura S. et al. : Antidiabetogenic constituents from the thai traditional medicine *Cotylelobium melanoxylon*. Chem Pharm Bull, 2009 ; 57 ; 487-494.
26) Morikawa T., Chaipech S., Matsuda H. et al. : Anti-hyperlipidemic constituents from the bark of *Shorea roxbarghii*. J Nat Med, 2012 ; 66 ; 516-524.
27) Morikawa T., Chaipech S., Matsuda H. et al. : Antidiabetogenic oligostilbenoids and 3-ethyl-4-phenyl-3,4-dihydroisocoumarins from the bark of *Shorea roxburghii*. Bioorg Med Chem, 2012 ; 20 ; 832-840.

第3章

辛味成分カプサイシン
――トウガラシの健康科学

渡辺達夫*，寺田祐子*

1．トウガラシについて

(1) 由　　来

　トウガラシは，ナス科トウガラシ属（*Capsicum*）の植物で，アメリカ大陸の原産である。アメリカ大陸ではトウガラシの利用には数千年以上の歴史のあることがわかっている。アメリカ大陸以外には，コロンブスの西インド諸島に到達した以降に伝播したと言われている。トウガラシのほかにも，新大陸原産のナス科の植物では，ジャガイモ，トマト，タバコ，ペチュニアが新世界以外では歴史が浅いにもかかわらず，短期間に世界中に伝播していて興味深い[1]。

(2) 呼　　称

　表3-1の左には日本での，右側にはアメリカ大陸やヨーロッパでのトウガラシの呼び名を示した。アメリカではたんにpepperというとトウガラシのことを指すことがあるが，同様に日本でも九州や四国・中国地方などでコショウという呼び名がある[2]のは興味深い（図3-1）。柚子とトウガラシからつくった調味料が柚子トウガラシと呼ばれたり，柚子コショウと呼ばれたりしている。沖縄には，泡盛に島トウガラシをつけた調味料，コーレーグースがあるが，高麗

---

*　静岡県立大学食品栄養科学部食品化学研究室

胡椒がなまったとの説もある。フランス語でトウガラシを意味するピーマン（piment）が，日本では肉厚で辛味のない品種の呼称になっている。

表3-1　トウガラシのさまざまな呼称

唐辛子	Chile（西＞アステカ）
	Chili
蕃椒	Chilli
	Pepper
南蛮	Hot pepper, Sweet pepper
	Red pepper, Green pepper
コショウ，クス	Aji（カリブ海）
	Peperontino（伊，複 peperontini）
からし	Piment（仏）
	Paprika（ハンガリー）

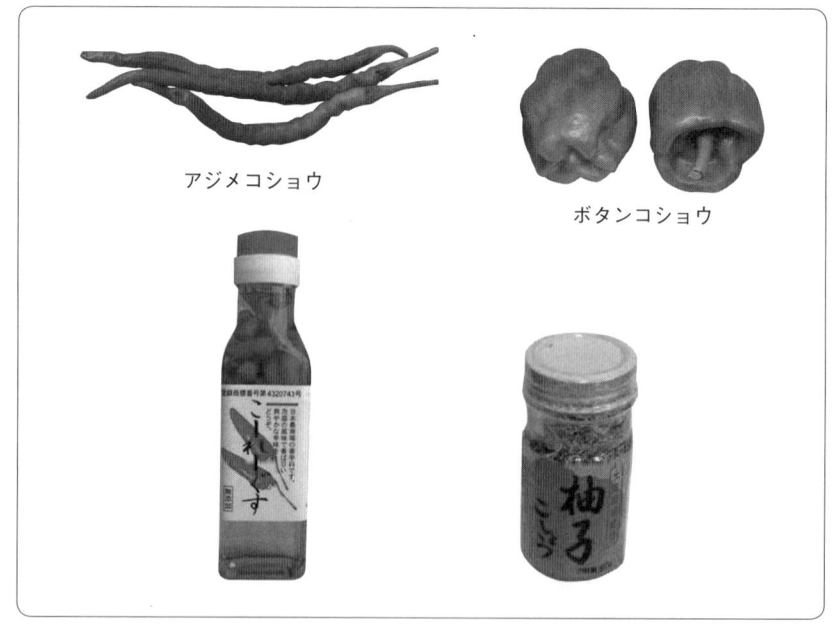

図3-1　コショウと呼ばれるユニークなトウガラシ（上段）とトウガラシの加工品（下段）
　アジメコショウは岐阜県南部，ボタンコショウは長野県北部ならびに新潟県南部で栽培されている。

(3) 品　　種

世界で栽培されているトウガラシは主に *Capsicum annuum*, *C. frutescens*, *C. chinense*, *C. baccatum*, *C. pubescens* の5品種で[3]，栽培品種ともなると千種とも二千種とも言われ[4]，実数は明らかではない。日本で栽培されている品種は大半が *C. annuum* で，それ以外では沖縄の島トウガラシが *C. frutescens* に属しているくらいのものであったが，近年の激辛ブームで，*C. chinense* に属するハバネロも一部で栽培されるようになってきている。

(4) 果　　実

可食部の中心部分であるトウガラシ果実の色は，未熟果の緑から茶色，赤色と変化するものから，黄色，橙色，濃紫色とバラエティーに富む。緑色はクロロフィル，赤色はトウガラシに特有のカロテノイド色素であるカプサンチンやカプソルビン（図3-2），黄色や橙色もカロテノイド色素で，濃紫色はアントシアニンによる[5]。

果実の大きさもさまざまで，2 cm 程度のものから，20 cm を超える大型の

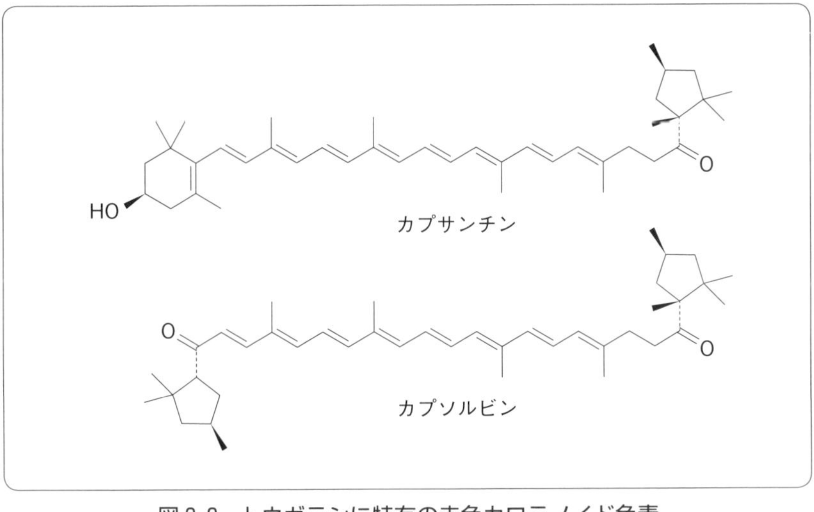

図3-2　トウガラシに特有の赤色カロテノイド色素

ものまである。

　形は，日本でおなじみの細長いものから，球にちかいもの，表面のつるっとしたものやしわのみられるものなどと，これも種類が豊富である。

(5) 辛味強度と品種

　辛味の強さは，辛味成分であるカプサイシンの含量によって決まる。まったくカプサイシンを含まない，いわゆるピーマンや，カプサイシン含量のごく低いパプリカ，京野菜である'伏見甘'や大型でくせのない'万願寺'などの甘味種と，カプサイシン含量の高い'鷹の爪'や'三鷹（さんたか）'・'八房（やつぶさ）'などの辛味種に分けられる。

2．カプサイシンとは

(1) カプサイシンとカプサイシノイドの化学構造

　カプサイシンは，トウガラシにのみ含まれる辛味成分である。カプサイシンは，バニリルアミンと脂肪酸がアミド結合した化学構造を有する（図3-3）。植物由来の含窒素化合物であることから，アルカロイドでもある。

　トウガラシのなかには，脂肪酸部分の異なるカプサイシン類縁体が十数種知られていて，カプサイシノイドと呼ばれている（図3-4）。カプサイシノイドのなかで最も含有量の多いのはカプサイシンで，カプサイシノイドの2/3ほどを

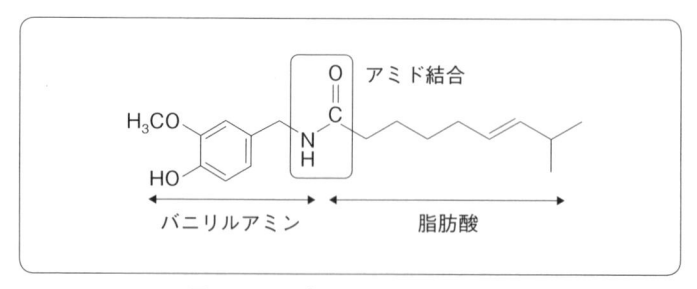

図3-3　カプサイシンの化学構造

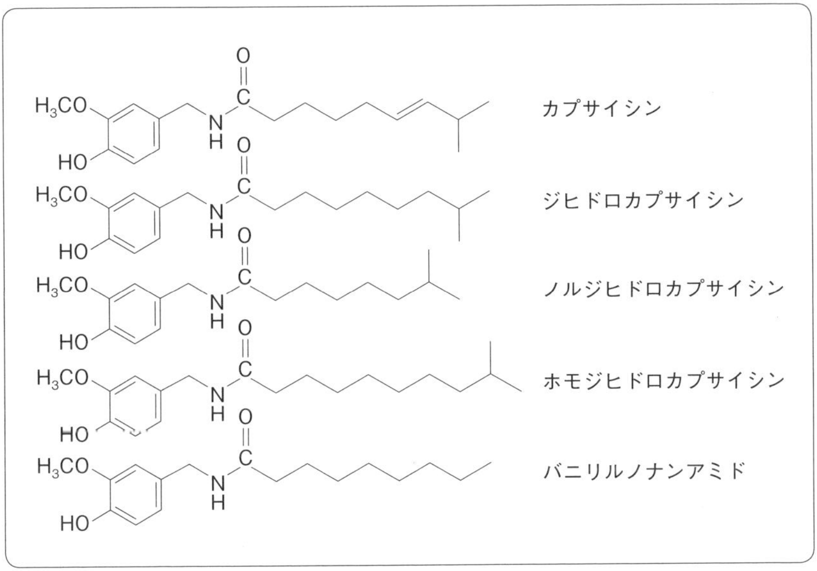

図 3-4 天然に存在するおもなカプサイシノイド

占める。次いで多いのが、カプサイシンの脂肪酸部分（アシル基）の二重結合に水素原子2個が付加したジヒドロカプサイシンで、カプサイシノイドの1/3ほどの化合物である。3番目に多いのが、ジヒドロカプサイシンよりアシル基の鎖長が1つ短いノルジヒドロカプサイシンで、含量の多いトウガラシではカプサイシノイドの数％を占める。これらのカプサイシノイドの比率は、トウガラシの品種や栽培方法などによっても変化する。脂肪酸（アシル基）として炭素数9の直鎖飽和脂肪酸（ノナン酸＝ペラルゴン酸）が結合したバニリルノナンアミドは天然化合物であるが、直鎖飽和のアシル基が結合したカプサイシノイドでは最も辛い化合物であることから、合成カプサイシンとして化学合成もされている。

（2）食品中のホットな辛味化合物

カプサイシンはホットな辛味を示す。辛味を示す成分には、カプサイシンの

ほかにもコショウのピペリンや，ショウガのジンゲロールなどがあるが，カプサイシンは食品成分で最も辛い物質である。トウガラシが人々に好まれるのは，カプサイシンがすっきりとした辛味を示すことが大きな要因であろう。

（3）辛味度（スコービル値）

辛味度のひとつに，アメリカのウィルバー・スコービルが1912年に発表したスコービル値（Scoville Heat Unit：SHU）がある[6]。スコービル値は，トウガラシなどの辛味成分をエタノールで抽出し，砂糖水で希釈して，辛味が判別できる最大希釈濃度を求める方法で，数値が大きいほど辛味が強い。現在では，高速液体クロマトグラフィ（high performance liquid chromatography：HPLC）によりカプサイシンやジヒドロカプサイシンの含量を迅速かつ正確に測定できるため，官能検査から求めるスコービル値を直接測定されることはほとんどないが，スコービル値で辛味度が表されることも多い。HPLCでのカプサイシン，

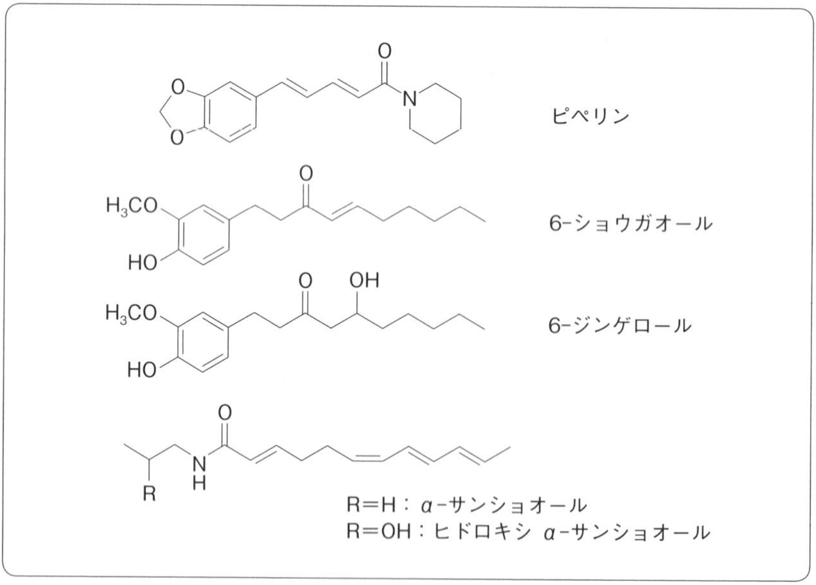

図3-5　ホットな辛味化合物の化学構造式

ジヒドロカプサイシン,ノルジヒドロカプサイシンの定量値からスコービル値に換算する式も提案されている[7]。

食品成分としては,カプサイシンとジヒドロカプサイシンが最もスコービル値が大きく,1,600万SHUほどである。ついで,ホモジヒドロカプサイシンやノルジヒドロカプサイシンなどのカプサイシノイドで,およそ900万SHUである。トウガラシでは,"トリニダード・スコーピオン・ブッチT"が146万SHU,"ブート・ジョロキア"が100万SHU,レッドサビナ種の"ハバネロ"で35万〜58万SHU,"ハバネロ"で10万〜30万SHU,日本の"鷹の爪"や"三鷹"で3万〜5万SHUと辛味種をとってみても辛味度が大きく異なる[8]。これらのトウガラシの辛味の本体は,カプサイシンやジヒドロカプサイシンである。

3. カプサイシンの生体への作用

カプサイシンの生体への作用は,食品としての摂取以外の経路での投与や著しく多量に投与した際の薬理的作用と,食品として摂取する際の生理的作用に分けて考えることができる。

(1) カプサイシンの薬理作用

カプサイシンの薬理作用については,低辛味で大柄なトウガラシであるパプリカの産地であるハンガリーのニコラス・ヤンチョー(Nicholas Jancsó)らが1950年代から明らかにした。

まず,カプサイシンは皮膚や目に触れたときに痛みを生じさせる(一次知覚神経の刺激)。ヤンチョーらは,カプサイシンが一時知覚神経を選択的に興奮させることを見いだした。一次知覚神経には無髄鞘のものと,有髄鞘で太いものから細いものまであるが,カプサイシンは無髄鞘で直径の細いC線維と,有髄鞘であるがそのなかで最も径の細いAδ線維の興奮を引き起こす。いずれも神経伝達の速度は遅く,C線維で1秒当たり0.5〜2m,Aδ線維で12〜30mであり[9],針で皮膚を刺したときのような鋭い痛みではなく,鈍い痛みという

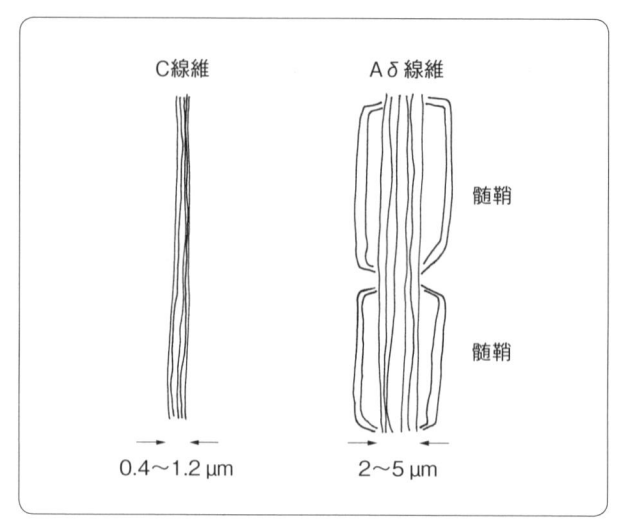

図3-6　神経線維の模式図

　ことになる。
　このカプサイシンによる痛み刺激がたび重なると，カプサイシンに反応するカプサイシン感受性神経の神経細胞と神経細胞の間の間隙であるシナプスの伝達を司る神経伝達物質が枯渇し，痛み刺激を一時的に感じないようになる（脱感作）。痛みに対する応答の消失期間は，カプサイシンの処理量と回数によって決まり，後ほど回復する。動物への局所的投与でも全身性投与でも脱感作が起こる。歯痛の軽減のためにアメリカ原住民がトウガラシの実を歯肉に塗る[10]ことは，これらの現象で説明がつく。また，痛みを緩和させるのに用いるカプサイシン入りクリームがアメリカなどで市販されている。
　ハンガリーの研究グループは，生後2日齢のラットに半数致死量程度の大量のカプサイシンを投与すると，カプサイシンによる痛み刺激に生涯応答しなくなることを見いだした[11]。一種の化学的除神経であろう。
　カプサイシン感受性神経のこのような一時的ならびに恒久的神経麻痺は，ある物質や刺激に対する生体応答にカプサイシン感受性神経が関わっているかどうかを調べるのに有用であり，非常に多くの研究で用いられている。

（2）カプサイシンの生理作用[12]

　本稿では，カプサイシンを摂取した際の作用を生理作用とする。カプサイシンの生理作用としては，舌で強烈な辛味を引き起こすことが第一にあげられる。そのほか，発汗や減塩，胃粘膜の保護，消化管運動の刺激，エネルギー消費の増大，体温上昇，内臓脂肪の蓄積抑制などの作用が知られている。

1）辛味刺激

　カプサイシンの生理作用として最も大きなものは，口腔内にて辛味をもたらすことであろう。

　味覚は，基本五味と言われる甘味・酸味・塩味・苦味・旨味とそれ以外の補助味に分けられる。辛味は補助味のひとつである。基本五味は，いずれも舌や軟口蓋，のどなどにある味を受容する組織である味蕾に存在する味細胞で認識される。辛味は痛み刺激であると考えられてきたが，その通りであり，4（1）で述べるように，カプサイシンの受容体がクローニングされて，辛味は温度や化学物質に応答する受容体を介することがわかってきた。

　基本五味に対応するそれぞれの受容体が存在することがほぼ明らかになってきているが，これらは舌上だけでなく，消化管などにも存在する。同様にカプサイシンの受容体なども消化管に発現していることがわかってきた。

2）唾液分泌への影響

　カプサイシン溶液をヒトの舌に投与すると唾液分泌が高まるという報告がある[13]。

3）発　　汗

　トウガラシを摂取すると多くのヒトでは，すみやかな発汗が引き起こされる[14]。発汗部位は額や頸部などであるが人によって異なり，足を43〜45℃の湯で温めた時に発汗する部位と同じである。口腔内をトウガラシペーストで刺激すると発汗がみられるが，飲み込んだ後，胃が熱くなるもののさらなる発汗はみられず，口腔内でのカプサイシン刺激が発汗に重要であると思われる。

4）減塩効果

　カプサイシン添加食を摂取しているラットでは，塩分摂取量が低下すること

が知られている[15]。詳細な機構は明らかではない。最近，ヒトにおいて，辛味が感じられるかどうかぎりぎりの濃度のカプサイシン溶液を NaCl 溶液に添加すると塩味強度が高まることが官能検査で示されている[16]。

5) 胃粘膜の保護

カプサイシンは刺激物であるから，胃粘膜を損なうイメージがあると思う。しかし，ハンガリーのグループは，多量のカプサイシンの投与で脱感作を起こさせるとラットの胃粘膜が損なわれやすいこと，逆に微量のカプサイシンでは胃潰瘍に対して保護作用を示すことを見いだしている[17]。適量のカプサイシンは胃粘膜の血流を高め，胃粘膜の保護作用を示したり，損なわれた粘膜の修復や治癒を高めたりすると考えられる。これに対し，他の食品と一緒に摂取するのでなく，トウガラシのみを大量に摂取するなどすると，胃にあるカプサイシン感受性神経が脱感作を起こし，胃粘膜の保護機構が損なわれる。

また，大量のトウガラシを摂取している人は胃がんのリスクが高まるという疫学研究の結果もある。

6) 消化管運動への影響

ヒトにおいて，カプサイシンの摂取は，胃内通過速度は低下させるものの，小腸の通過時間を速くし，摂取から排泄までの時間は，健常人ではカプサイシン無添加の場合と変わらないようである。

7) エネルギー消費の亢進（体熱産生）

タイ国における平均的なトウガラシ摂取レベルに相当するカプサイシンを高脂肪食に添加したラットでは，摂取カロリーはカプサイシンを無添加の群と同一であったにもかかわらず10日間で内臓脂肪の蓄積が抑制された[18]。この発見がきっかけとなり，カプサイシン摂取がエネルギー消費等に及ぼす影響が詳細に検討され，以下の機構であることが推察されている[19]。

カプサイシンが交感神経を活性化させてアドレナリン分泌を引き起こし，肝臓ではグリコーゲンを分解してグルコースを，白色脂肪組織では脂肪を分解して遊離脂肪酸を動員し，これらのグルコースや遊離脂肪酸が末梢組織で利用されることにより，エネルギー消費や熱産生が高まると考えられる。また，カプ

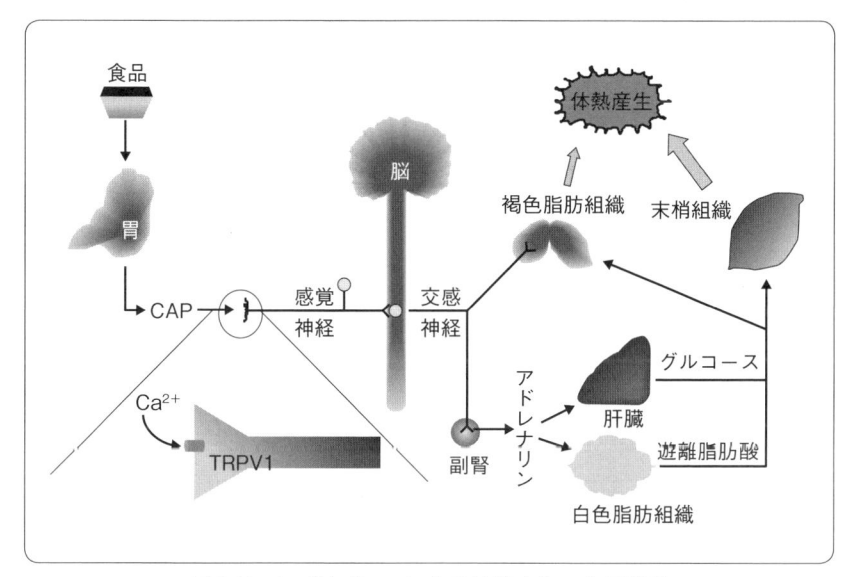

図 3-7 カプサイシンによる体熱産生の作用機構
CAP：カプサイシン，TRPV1：カプサイシン受容体。

サイシンの摂取で産熱組織である褐色脂肪組織がげっ歯類では活性化され，これもエネルギー消費や体温上昇につながる（図 3-7）。

　ヒトにおいても，3 g のチリソースと 3 g のマスタードソースを添加した食事では，無添加に比べ食事摂取によるエネルギー消費〔食事誘発生産熱（diet-induced thermogenesis：DIT）〕が 2 倍に増大したというヘンリーらの報告[20]や，"鷹の爪"相当の辛味のトウガラシ 10 g を食事に添加して DIT の上昇を見いだした吉岡らの報告[21]など複数の報告があり，エネルギー消費の増大などが認められている。また，ベルザらは，少量のカプサイシンに緑茶抽出物とカフェインならびにチロシンを含むカプセルでエネルギー消費がわずかではあるが増えることと，腸溶カプセルでは効果が出ないことを示していて，これらの化合物が胃で効いていることを推察している[22]。残念ながら，カプサイシンの最小有効量は求められていない。

4. カプサイシン受容体について[23]

(1) カプサイシン受容体 TRPV1

　ヒトや動物の体内にはカプサイシンに特異的な受容体が存在していて，その受容体と結合することでカプサイシンは機能を発揮していると考えられてきた。1980年代に，レシニフェラトキシンがごく低濃度でカプサイシン受容体を活性化する化合物であることが見つかって以来，カプサイシンとレシニフェラトキシンの化学構造で共通する部分であるバニリル基に基づいて，カプサイシン受容体はバニロイド受容体 VR1 と呼ばれるようになった。

　その後，ジュリウスらによって1997年にラットからカプサイシン受容体の遺伝子がクローニングされ[24]，TRP (transient receptor potential) タンパク質と相同性があったことから，現在ではTRPファミリーの中のV (バニロイド) メンバーの1番ということで，TRPV1 と呼ばれている。

　カプサイシン受容体 TRPV1 は，細胞膜に存在する一種のイオンチャネルで，活性化されると陽イオンを細胞内に透過させる。陽イオンの透過性は非選択性である (いろいろなものを通す) が，カルシウムの透過性が高い。

　活性化刺激としては，カプサイシンのほかに，43℃以上の高温や酸などがあげられる。43℃以上の温度は，熱くて痛い感覚を引き起こす温度である。興味深いことに，カプサイシンに対するTRPV1の活性化部位は細胞膜の内側にあると推定される。これに対し，熱や酸に対する活性化部位は細胞膜の外側にあると考えられている。細胞膜の内部は疎水性であることから，カプサイシンのようにTRPV1を活性化する化合物は，ある程度の疎水性 (親油性) を持っていないと細胞膜の内側に到達できず，TRPV1を活性化できないことになる。

(2) 温度感受性 TRP 受容体

　カプサイシン受容体 TRPV1 がクローニングされ，温度で活性化される受容体であることがわかって以来，全部で9種類の温度感受性TRP受容体がクローニングされている。いずれも感覚神経に発現していて感覚の伝達にかかわって

いるものと思われる。

　高温側では，52℃以上で活性化する TRPV2 が見いだされている。低温側では，17℃以下で活性化される TRPA1（ANKTM1）と，8～28℃で活性化される TRPM8 の 2 つが知られている。TRPA シリーズは，受容体の N 末端側に多数のアンキリン（ankyrin）配列を持っていることから，アンキリンの頭文字 A を取って TRPA と名づけられた。ただし，いまだに TRPA1 だけしかこのグループに所属する受容体は見つかっていない。また，TRPA1 については，TRPV1 同様，痛みの受容にかかわっていることは間違いないが，温度の受容に関与しないという報告も出されていて，結論は出ていない。TRPM サブファミリーは，最初に見いだされた受容体分子であるメラスタチン（melastatin : TRPM1）に因んで，TRPM と呼ばれていて，TRPM1 から TRPM8 までの 8 種が知られている。また，暖かいという温度域で活性化される受容体としては，TRPV3，TRPV4，TRPM2，TRPM4，TRPM5 の 5 種が知られている。

　カプサイシン受容体 TRPV1 が発見されてから，TRPV1 を活性化する成分の研究が行われ，ホットな辛味を示す化合物は TRPV1 を活性化することがわかった。これに対し，ワサビの辛味成分で揮発性が高くツーンとするアリル・イソチオシアネート（AITC）は TRPV1 を活性化せず，どのようにして辛味が受容されるのか謎であった。しかし，TRPV1 を発見したジュリウスらは，2004 年に AITC が TRPA1 を活性化することを見いだした[25]。それ以降多くの辛味化合物で検討され，辛味成分の受容には，TRPV1 と TRPA1 の 2 つの受容体が関与することが判明している。多くの辛味化合物は，TRPV1 と TRPA1 の両方を活性化する。

　TRPM8 を活性化する成分としては，ハッカやミントの成分メントールや合成冷化合物イシリン（icilin）などがあるが，ほかにはあまり見いだされていない。著者らは，薬膳での食品の五性（熱・温・平・冷・寒）と温度感受性 TRP 受容体活性化能との関連を明らかにしたいと考えている。

5．カプサイシン受容体を活性化する食品成分

カプサイシン受容体を培養細胞に導入し，カプサイシン受容体を刺激または阻害する食品成分を探索することができる。この手法を用いて著者らは数十種の食品成分がカプサイシン受容体を刺激することを見いだしている。

矢澤らが強辛味トウガラシ'CH-19'から選抜・固定化した無辛味トウガラシ，'CH-19甘'は，カプサイシンと化学構造が酷似しているカプシエイトを主に生合成する。カプシエイトは，TRPV1をカプサイシンと同程度の濃度で同程度に活性化する[26]。強辛味トウガラシの多くはカプシエイトを含む。カプシエイト類は広範な研究がなされ，カプシエイトを多量に含む'CH-19甘'の摂取がヒトの内臓脂肪を低減させることなどが見いだされている[27]。また，ジヒドロカプシエイトは急性や慢性投与試験で毒性がみられない[28]ことなどから，2009年にGRASとして問題がないと評価され，2012年にはEU（欧州

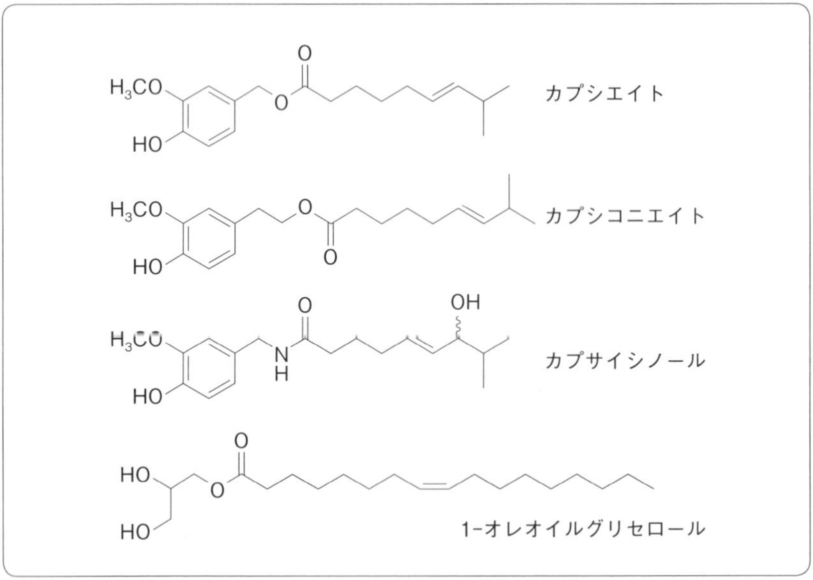

図3-8 食品中のTRPV1活性化成分

連合）の Novel Food の認可を取得している。GRAS とは，generally recognized as safe の略で，一般に安全と認められる食品という意味である。アメリカの独自の認証制度で，1997 年からは，専門の学識経験者による評価を自分たちで実施したものを，評価結果が妥当であるかどうかについて FDA（アメリカ食品医薬品局）が，コメントするものである。ジヒドロカプシエイトに対して専門家がまとめた評価に対して，FDA はその評価結果に問題がないという見解を 2009 年に出している。Novel Food は，EU が 1997 年に導入した制度で，EU において食経験のない食品や食品成分について欧州議会 EC が安全性を評価して承認する制度である。承認を受けると，EU 内で食品として利用することができるようになる。

　トウガラシ化合物では，ほかにコニフェリルアルコールと脂肪酸のエステル構造を持つカプシコニエイトや，島トウガラシから見いだされたカプサイシノールなどが TRPV1 を活性化する。両化合物とも辛味は非常に弱い。カプシコニエイトは，弱い活性化物質である。カプサイシノールは，TRPV1 活性が認められるだけでなく，ラットでのアドレナリン分泌を引き起こす。

　ショウガの辛味化合物も TRPV1 を活性化する。生のショウガに含まれるジンゲロール類，ジンゲロールが熱を受けたり酸化されたりして生成するショウガオール類はともに TRPV1 のアゴニストであるが，ショウガオール類のほうが若干低濃度で活性化する[29]。また，ショウガオール類やジンゲロール類もラットでアドレナリン分泌を引き起こす[29]。

　サンショウの辛味化合物も TRPV1 を活性化し，ヒトでの官能検査による辛味度の分析結果と同様の結果を示したことから，サンショウの辛味も TRPV1 の活性化によるものと考えられる[30]。

　コムギとミョウガならびにタマネギに含まれる TRPV1 活性化成分を検討したところ，この 3 つの食品から，特定のアシル基を有する 1-モノグリセリドが活性化化合物として得られた[31]。1-モノグリセリドは，食用乳化剤で広く用いられているものである。肥満を誘発する高脂肪高ショ糖食に 1-オレオイルグリセロールを添加してマウスに与えると内臓脂肪の蓄積が抑制され，肩胛骨

間の褐色脂肪組織も活性化された[32]。

　TRPV1のアゴニスト（活性化物質）であるならば，辛味を感じるはずであるが，カプシエイトや10-ショウガオール，1-モノグリセリドなどは，無辛味かごく低辛味である。これらの化合物が辛味刺激が弱いのは，舌の表面に出ていない感覚神経の終末に，これらの化合物の疎水度が高すぎて接触できないためと考えられる[25]。カプシエイトは，経口投与すると，消化管内には存在するが，血中では検出されない。しかるにエネルギー消費の増大などの効果を示すことから，消化管にてTRPV1に作用していると推定される。

6．TRPA1を活性化する食品成分

　TRPV1とTRPA1は，感覚神経などでは同一の細胞に共存していることが多いことから，TRPA1を活性化する化合物でも，TRPV1が活性化された時と同様に，アドレナリン分泌などが引き起こされ，エネルギー消費が高められると考えている。

　これまでに，TRPA1発現細胞を樹立して，食品中のTRPA1活性化成分（図3-9）を調べ，ニンニクの含硫化合物（ジアリルスルフィド，ジアリルジスルフィド，ジアリルトリスルフィド）[33]，ミョウガアルデヒド類（ミョウガジアール，ミョウガトリアール）[34]，コショウのピペリン類縁体[35]，ガランガルの1′-アセトキシシャビコールアセテート（ACA）[36]，ローヤルゼリーのヒドロキシ脂肪酸[37]などにTRPA1活性化能があることを見いだしている。

　また動物において，TRPA1活性化成分のなかのAITCとシンナムアルデヒドは，アドレナリン分泌能を有すること[38]，シンナムアルデヒドを肥満誘発食に添加すると内臓脂肪の蓄積が抑えられること[39]を明らかにしている。

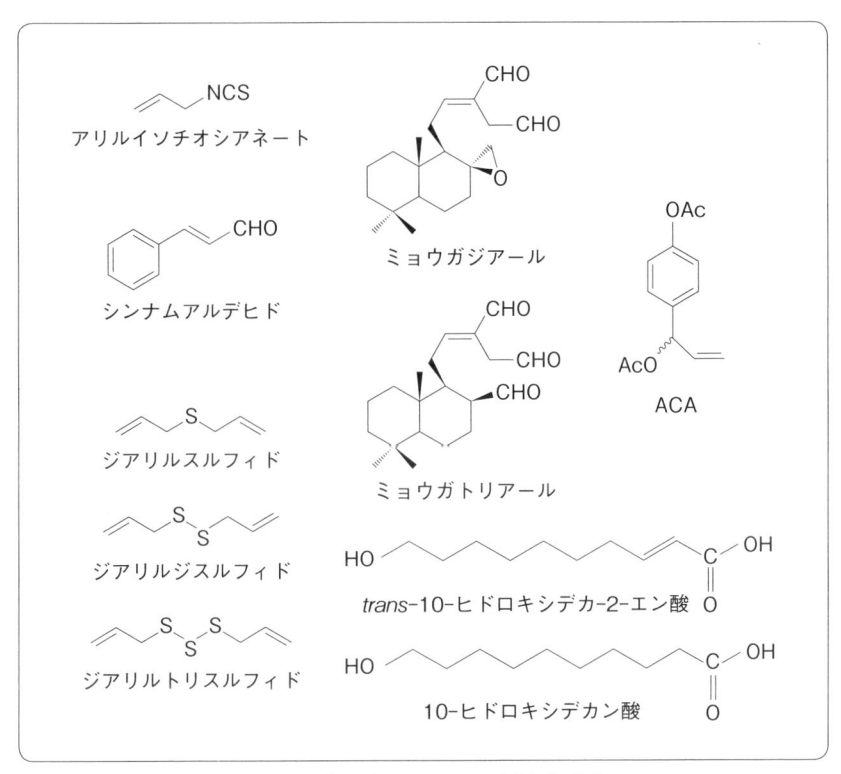

図3-9 食品中の TRPA1 活性化成分

7. カプサイシン受容体阻害化合物

(1) 鎮痛薬として

これまで，受容体を活性化する成分について述べてきたが，カプサイシン受容体は，化学物質による痛みなどを受容する機構であるので，カプサイシン受容体を阻害する化合物は，鎮痛薬の候補となっている。そして，数種の化合物がヒトでの臨床試験にまで至った。しかし，臨床試験において，体温の上昇や，熱感覚のにぶりなどの予期せぬ副作用が見つかり，現在では臨床試験は止まっている。ところが，最近興味深い報告が出た。カプサイシンの受容体は，カプサイシン，熱および酸で活性化されるが，カプサイシンと熱による受容体の活

性化を抑制するものの，酸による活性化は阻害しない化合物は，高体温などの副作用を生じない可能性が示されるに至り，阻害特性のユニークな化合物が探索されつつある[40]。

(2) 消化管への作用

過敏性腸症候群（irritable bowel syndrome：IBS）患者の腸では，カプサイシン受容体発現神経の密度が著しく増えていること，カプサイシンに対する感受性が高まっていることが報告されている[41]。また，腸の過感受性の研究で，カプサイシン受容体の発現レベルと臨床スコアとの間に明瞭な相関が認められている[41]。これらのことから，カプサイシン受容体阻害薬は，IBSなどに有効である可能性がある。

さらにマウスにおいて，カプサイシン受容体の遮断薬は，試薬により引き起こした下痢の症状を軽減するとの結果が得られている[42]。

一方で，カプサイシン受容体は，消化器系において重要な生理的役割を担っていることから，それらが阻害されると大きな副作用が引き起こされると予想される。そのため，異常に大量発現したカプサイシン受容体，または機能が異常なカプサイシン受容体に特異的に作用し，生理的機能は阻害しない薬の開発が進められている。それらには，非競合的拮抗薬，疾病の原因となるスプライシングバリアントのカプサイシン受容体を選択的に阻害する薬，TRPV1の活性化閾値を下げるもの，TRPV1活性化シグナルの増幅やシグナルの伝達を阻害するような薬が考えられている[43]。これらの試みが成功すれば，カプサイシン受容体遮断薬は，消化系疾患の治療に広く用いることができるようになるだろう[43]。

文　献

1) 日本農芸化学会（編）：世界を制覇した植物たち―神が与えたスーパーファミリーソラナム．学会出版センター，1997.
2) 山本宗立：薬味・たれの食文化とトウガラシ―日本．トウガラシ賛歌（山本紀

夫編). 八坂書房, pp.235-246, 2010.
3) 矢澤 進：トウガラシの生物学. トウガラシ—辛味の科学（岩井和夫, 渡辺達夫編）（改訂増補）. 幸書房, pp.6-19, 2008.
4) アマール・ナージ：トウガラシの文化誌. 晶文社, 1997.
5) Lightbourn G.J., Greisbach R.J., Novotny J.A. et al.：Effects of anthocyanin and carotenoid combinations on foilage and immature fruit color of *Capsicum annuum* L. J Heredity, 2008；99（2）；105-111.
6) Scoville W.L.：Note on Capsicums. J Am Pharmaceut Assoc, 1912；1；453-454.
7) Pungency of Capsicums and their oleoresins (HPLC method) (Method 21.3). Official Analytical Methods of the American Spice Trade Association, ASTA (ed.). (4th edition). pp.111-114, 1997.
8) 古旗賢二・世界一辛いスパイスは？スパイスなんでも小事典（日本香辛料研究会編）. 講談社ブルーバックス（B1698）. 講談社, pp.26-29, 2011.
9) Ganong W.F.：興奮組織：神経. 医科生理学展望（14版）. 丸善, pp.41-54, 1990.
10) 中川 博, 樋浦明夫：カプサイシンとTRPチャネル・サブファミリーおよびカプサイシン受容体（TRPV1）と小型一次知覚ニューロンの特性とその相関関係. 四国歯学会雑誌, 2007；19（2）；197-218.
11) Jancsó G., Kiraly E. and Jancsó-Gabor A.：Pharmacologically induced selective degeneration of chemosensitive primary sensory neurons. Nature, 1977；270；741-743.
12) 岩井和夫, 渡辺達夫：トウガラシ—辛味の科学（改訂増補）. 幸書房, 2008.
13) Dunér-Engström M., Fredholm B.B., Larsson O. et al.：Autonomic mechanism underlying capsaicin induced oral sensation and salivation in man. J Physiol, 1986；373；87-96.
14) Lee T.S.：Physiological gustatory sweating in warm climate. J Physiol, 1954；124；528-542.
15) 木村修一：カプサイシンの減塩効果. トウガラシ—辛味の科学（岩井和夫, 渡辺達夫編）（改訂増補）. 幸書房, pp.152-161, 2008.
16) Narukawa M., Sasaki S. and Watanabe T.：Effect of capsaicin on salt sensitivity in humans. Food Sci Technol Res, 2011；17（2）；167-170.
17) Abdel-Salam O.M.E., Szolcsányi J. and Mózsik G.：Capsaicin and stomach. A review of experimental and clinical data. J Physiol, 1997；91（3-5）；151-171.
18) Kawada T., Hagihara K. and Iwai K.：Effects of capsaicin on lipid metabolism in rats fed a high fat diet. J Nutr, 1986；116；1272-1278.
19) Iwai K., Yazawa A. and Watanabe T.：Roles as metabolic regulators of the

non-nutrients, capsaicin and capsiate, supplemented to diets. Proc Jpn Acad, 2003 ; 79B ; 207-212.
20) Henry C.J.K. and Emery B. : Effect of spiced food on metabolic rate. Hum Nutr Clin Nutr, 1986 ; 40C ; 165-168.
21) Yoshioka M., St-Pierre S., Drapeau V. et al. : Effects of red pepper on appetite and energy intake. Br J Nutr, 1999 ; 82 (2) ; 115-123.
22) Belza A. and Jessen A.B. : Bioactive food stimulants of sympathetic activity : effect on 24-h energy expenditure and fat oxidation. Eur J Clin Nutr, 2005 ; 59 ; 733-741.
23) 富永真琴：バニロイドレセプターの同定．トウガラシ―辛味の科学（岩井和夫，渡辺達夫編）（改訂増補）．幸書房，pp.68-82，2008．
24) Caterina M.J., Schumacher M.A., Tominaga M. et al. : The capsaicin receptor : a heat-activated channel in the pain pathway. Nature, 1997 ; 389 (6653) ; 816-824.
25) Jordt S.-E., Bautista D.M., Chuan H.-H. et al. : Mustard oils and cannabinoids excite sensory nerve fibres through the TRP channel ANKTM1. Nature, 2004 ; 427 ; 260-265.
26) Iida T., Moriyama T., Kobata K. et al. : TRPV1 activation and induction of nociceptive response by a non-pungent capsaicin-like compound, capsiate. Neuropharmacology, 2003 ; 44 ; 958-967.
27) Kawabata F., Inoue N., Yazawa S. et al. : Effects of CH-19 Sweet, a non-pungent cultivar of red pepper, in decreasing the body weight and suppressing body fat accumulation by sympathetic nerve activation in humans. Biosci Biotechnol Biochem, 2006 ; 70 (412) ; 2824-2835.
28) Watanabe T.,Ohnuki K. and Kobata K. : Studies on the metabolism and toxicology of emerging capsinoids. Exp Opin Drug Metab Toxicol, 2011 ; 7 (5) ; 533-542.
29) Iwasaki Y., Morita A., Iwasawa T. et al. : A nonpungent component of steamed ginger — [10]-shogaol — increases adrenaline secretion via the activation of TRPV1. Nutr Neurosci, 2006 ; 9 (3/4) ; 169-178.
30) Sugai E., Morimitsu Y., Iwasaki Y. et al. : Pungent qualities of sanshool-related compounds evaluated by a sensory test and activation of rat TRPV1. Biosci Biotechnol Biochem, 2005 ; 69 (10) ; 1951-1957.
31) Iwasaki Y., Saito O., Tanabe M. et al. : Monoacylglycerols activate capsaicin receptor, TRPV1. Lipids, 2008 ; 43 ; 471-483.
32) Iwasaki Y., Tamura Y., Inayoshi K. et al. : TRPV1 agonist monoacylglycerol increases UCP1 content in brown adipose tissue and suppressed accumulation

of visceral fat in mice fed a high-fat and high-sucrose diet. Biosci Biotechnol Biochem, 2011 ; 75 (5) ; 904-909.
33) Koizumi K., Iwasaki Y., Narukawa M. et al. : Diallyl sulfides in garlic activate both TRPA1 and TRPV1. Biochem Biophys Res Commun, 2009 ; 382 ; 545-548.
34) Iwasaki Y., Tanabe M., Kayama Y. et al. : Miogadial and miogatrial with α,β-unsaturated 1,4-dialdehyde moieties —Novel and potent TRPA1 agonists. Life Sci, 2009 ; 85 ; 60-69.
35) Okumura Y., Narukawa M., Iwasaki Y. et al. : Activation of TRPV1 and TRPA1 by black pepper components. Biosci Biotechnol Biochem, 2010 ; 74 (5) ; 1068-1072.
36) Narukawa M., Koizumi K., Iwasaki Y. et al. : Galangal pungent component, 1'-acetoxychavicol acetate, activates TRPA1. Biosci Biotechnol Biochem, 2010 ; 74 (8) ; 1694-1696.
37) Terada Y., Narukawa M. and Watanabe T. : Specific hydroxyl fatty acids in royal jelly activate TRPA1. J Agric Food Chem, 2011 ; 59 ; 2627-2635.
38) Iwasaki Y., Tanabe M., Kobata K. et al. : TRPA1 agonists —allyl isothiocyanate and cinnamaldehyde— induce adrenaline secretion. Biosci Biotechnol Biochem, 2008 ; 72 (10) ; 2608-2614.
39) Tamura Y., Iwasaki Y., Narukawa M. et al. : Ingestion of cinnamaldehyde, a TRPA1 agonist, reduces visceral fats in mice fed a high-fat and high-sucrose diet. J Nutr Sci Vitaminol, 2012 ; 58 ; 9-13.
40) Voight E.A. and Kort M.E. : Transient receptor potential vanilloid-1 antagonists : a survey of recent patent literature. Expert Opin Ther Pat, 2010 ; 20 ; 1107-1122.
41) Gunthorpe M.J. and Szallasi A. : Peripheral TRPV1 receptors as targets for drug development : new molecules and mechanisms. Curr Pharm Des, 2008 ; 14 (1) ; 32-41.
42) Kimball E.S., Wallace N.H., Schneider C.R. et al. : Vanilloid receptor 1 antagonists attenuate disease severity in dextran sulphate sodium-induced colitis in mice. Neurogastroenterol Motil, 2004 ; 16 (6) ; 811-818.
43) Holzer P. : Transient receptor potential (TRP) channels as drug targets for diseases of the digestive system. Pharmacol Ther, 2011 ; 131 (1) ; 142-170.

第4章
グルコサミン類の機能と新たな製造方法

木元　久*

1. はじめに

　毎日のようにテレビや新聞などの広告に出てくるグルコサミンであるが，健康食品には"グルコサミン塩酸塩"，医薬品には"グルコサミン硫酸塩"がそれぞれ使用されている。また，"天然型グルコサミン"として販売されているのは"N-アセチルグルコサミン"である。アミノ糖の一種であるグルコサミンは，グルコース（ブドウ糖）の2位の炭素に結合しているヒドロキシ基がアミノ基に置換された構造をしており，塩酸塩または硫酸塩として流通している。一方，N-アセチルグルコサミンは，グルコサミンのアミノ基がアセチル化された構

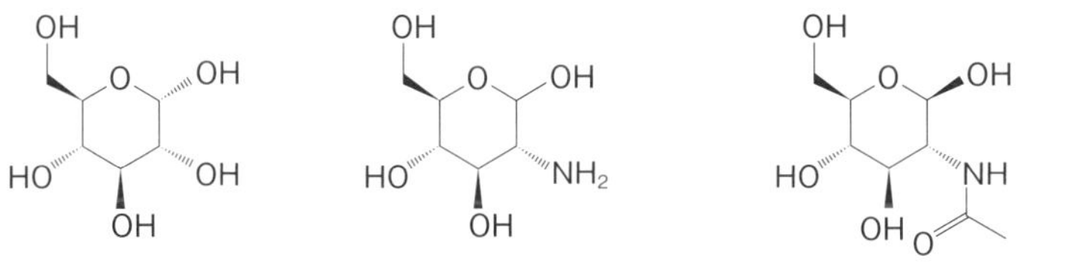

図4-1　グルコサミン類の構造

---

*　福井県立大学生物資源学部生物資源学科分子機能科学研究領域

造をしている。本章では，これら3種類を"グルコサミン類"と総称する（図4-1）。

　グルコサミン類は変形性関節症の改善効果が期待できる健康機能性食品として有名であるが，そのほかにも美肌効果や抗炎症効果などが確認されている。このように，老化防止（アンチエイジング）対応素材として魅力的なグルコサミン類ではあるが，販売されている商品の種類も多く，どれを購入してよいか迷うケースも多いであろう。そこで，本章ではグルコサミン類の生理機能や特徴の違いだけでなく，製造方法や購入時の選択のポイントなどについても紹介する。

2．グルコサミン類の違いについて

　グルコサミンの性状と効果の違いについては，塩酸塩と硫酸塩の効果を直接比較したデータが不足しており正確に評価することはできないが，体内動態は極めて類似していると考えられることから，両者には大差がないものと推測される。日本ではグルコサミン塩酸塩が食品添加物として認可されており，グルコサミンといえば多くの場合はグルコサミン塩酸塩のことを指す。一方，医薬品として認可されているグルコサミン硫酸塩は，ヨーロッパを中心に広く使用されている。このような理由から，以後グルコサミンに関しては塩酸塩と硫酸塩という性状の違いを区別しないことにする。製造方法に関しては後述するが，N-アセチルグルコサミンはグルコサミンと比べて製造が難しく，日本の企業が世界で初めて工業生産技術の開発に成功し，日本を中心に使われている。

　現在，グルコサミン類の世界的な市場規模は，年間15,000 t台と推計されている。その内訳は，アメリカ10,000 t，EU 4,000 t，日本1,000 t台であり，超高齢社会の到来により，その需要は今後もさらに拡大することが予想されている。

```
グルコース
  ↓
フルクトース
  ↓
フルクトース-6-リン酸
  ↓ ←グルタミン
グルコサミン-6-リン酸
  ↓
N-アセチルグルコサミン-6-リン酸
  ↓
N-アセチルグルコサミン ➡ グリコサミノグリカン
```

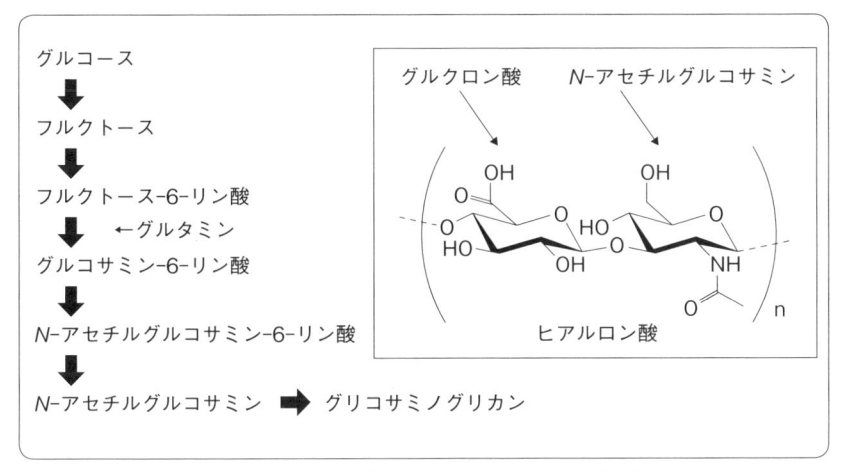

図4-2　グリコサミノグリカンの生合成経路

3．天然型グルコサミンとはなにか

　自然界においてグルコサミンは，グルコサミン-6-リン酸として生合成され，N-アセチルグルコサミンのようなアミノ糖を合成するための前駆体として機能している（図4-2）。また，このようにして生合成されたN-アセチルグルコサミンも，ほとんどがフリーの状態では存在しておらず，ヒトや動物では"ヒアルロン酸やケラタン硫酸，コンドロイチン硫酸のようなグリコサミノグリカン類の構成成分"や"糖タンパク質の糖鎖成分"として，基本的に高分子の状態で含まれている。このように，N-アセチルグルコサミンが"天然型グルコサミン"と呼ばれる所以は，グルコサミンがアセチル化されたN-アセチルグルコサミンの分子形でグリコサミノグリカン類や糖タンパク質の構成成分としてヒトや動物の体内に存在しているからである。

4．N-アセチルグルコサミンは体内のどこにあるのか

　グリコサミノグリカン類や糖タンパク質の構成成分としてヒトや動物の体内

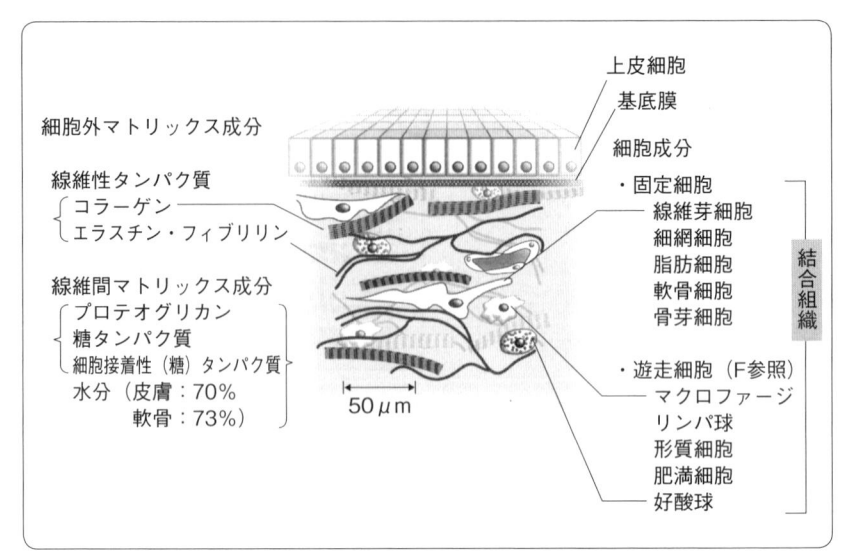

88　第4章　グルコサミン類の機能と新たな製造方法

図 4-3　上皮細胞層の下にある結合組織

文献 1) より改変

に存在している N-アセチルグルコサミンであるが，特に"結合組織"に多く含まれている（図4-3）[1]。中胚葉性の間葉から生じる結合組織は，上皮組織・筋組織・神経組織以外の組織の総称であり，固有結合組織，骨・軟骨組織，血液・リンパに大別される。このように結合組織は，生体の組織空間を埋める連続した組織のことで，細胞成分と細胞外マトリックス成分から構成されている。さらに，細胞外マトリックスは，"不溶性の線維性タンパク質から成る線維（コラーゲン，エラスチン，フィブリリンなど）"，および"細胞間を埋めているマトリックス物質（プロテオグリカン，糖タンパク質など）"から構成されている。結合組織の性質を決めているのは，細胞成分よりも発達した細胞外マトリックス成分である。

この細胞外マトリックスの重要な成分であるプロテオグリカンは，コアタンパク質と呼ばれる1本のポリペプチド鎖とグリコサミノグリカンから成る（図4-4）[1]。"アミノ糖"は一部の水酸基がアミノ基で置換された単糖類，"ウロン酸"は単糖を酸化して得られる誘導体のうち主鎖の末端のヒドロキシメチル基がカ

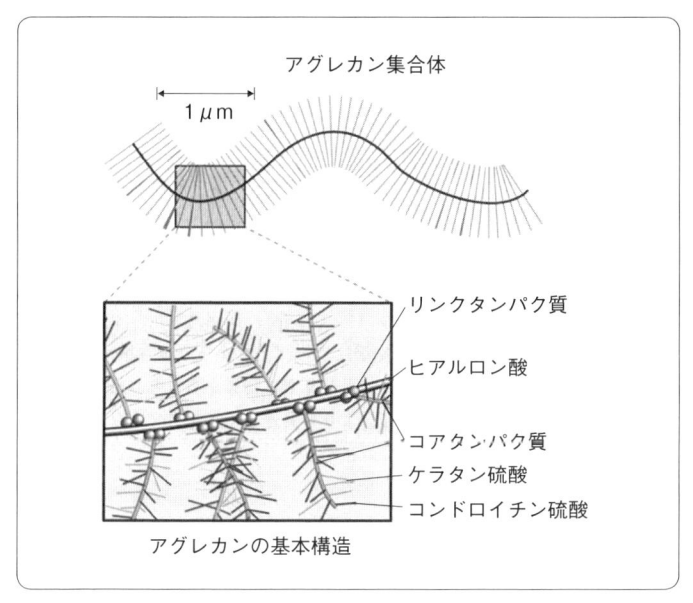

図4-4 高分子プロテオグリカン類から構成されている軟骨のアグレカン集合体
ヒアルロン酸：N-アセチルグルコサミン＋グルクロン酸，ケラタン硫酸：N-アセチルグルコサミン＋ガラクトース，コンドロイチン硫酸：N-アセチルガラクトサミン＋グルクロン酸。
文献1) より改変

ルボキシル基に変わったカルボン酸の総称である。グリコサミノグリカン鎖は，アミノ糖（N-アセチルグルコサミンなど）とウロン酸（グルクロン酸など）から構成される特徴的な二糖が何度も繰り返し連なった分岐のない長鎖状ヘテロ糖であり（図4-2, ヒアルロン酸の例），コアタンパク質のセリン残基に共有結合している（図4-4)[1]。グリコサミノグリカンはかつてムコ多糖と呼ばれていたが，構成糖のアミノ糖とウロン酸の種類や硫酸エステル化の有無によって，コンドロイチン硫酸，デルマタン硫酸，ヘパラン硫酸，ケラタン硫酸，ヒアルロン酸などがあり，プロテオグリカンの構成要素としてだけでなく組織中にも広く存在している（図4-4)[1]。グリコサミノグリカンを多く含んでいるプロテオグリカンは，軟骨や骨，皮膚，関節液，硝子体などに豊富である。特に軟骨では，

アグレカン集合体と呼ばれる多数のプロテオグリカン分子がリンクタンパク質の助けを借りてヒアルロン酸に結合することで，三次元的な網状構造をした巨大な高分子集合体を形成している（図4-4）[1]。

5. なぜグルコサミン類に変形性関節症の改善効果や美肌効果が期待されているのか

軟骨の細胞外マトリックスであるアグレカン集合体は，大量の水と結合して関節のクッションとしての機能を発揮している。その一番重要な屋台骨がヒアルロン酸であり，構成成分として N-アセチルグルコサミンを50％も含んでいる。さらにヒアルロン酸は，関節の潤滑油や皮膚組織の圧迫に対するクッションとしても機能しており，その減少により変形性関節症や肌のシワ・たるみといった症状が出現する。

ヒアルロン酸の減少は加齢に伴う老化現象のひとつであり，これは N-アセチルグルコサミンの合成能力の低下によりグリコサミノグリカンの生合成が弱まることに由来している（図4-2）。この理由から，グルコサミン類の服用によりヒアルロン酸の合成能力が促進されることは容易に理解でき，実際に多くの細胞や動物実験によりヒアルロン酸を含むグリコサミノグリカンの合成促進が確認されている。このように，健康食品に使用されている有効成分としては，グルコサミン類のエビデンスは理解しやすい。また，その安全性も高く，これまでに重篤な副作用は報告されていない。しかしながら，糖尿病患者の使用に際しては，医師への相談が必要である。

6. グルコサミンの抗炎症作用と細胞機能調節作用

グルコサミンは，グリコサミノグリカンや糖タンパク質の生合成原料としてだけでなく，白血球の一種である好中球の機能を一部抑制することにより，抗炎症作用を示すことが確認されている[2]。好中球は，遊走（アメーバ様運動）に

より血管から組織内へと自由に移動し，おもに生体内に侵入してきた細菌や真菌類などの外敵を貪食（細胞内に取り込む）して殺菌することで，感染を防ぐ役割を果たしている。血液中の白血球の半数以上が好中球であり，炎症性サイトカインや細菌・真菌類の成分に対し遊走性を示し，外敵が侵入した炎症部に集合して病原菌等の異物の貪食・殺菌・分解をすることにより重要な生体防御機能を担っている。このように，炎症とは生体が何らかの有害な刺激を受けた時の免疫応答により生体に出現した症候であり，一般的には悪いイメージがあるが，外敵から身を守るための重要な生体防御機構である。しかしながら，炎症は活性酸素やタンパク質分解酵素を産生するため，同時に組織障害も生じることから，好中球の働きは"諸刃の剣"と形容されることも多い（図4-5）[2]。

そのほかにもグルコサミンには，血小板の凝集抑制による"血栓予防"や血管内皮細胞の活性化抑制による"抗動脈硬化"，メラニン色素の合成抑制による"美白"，"オートファジー誘導"などのアンチエイジング効果が報告されている[2]。

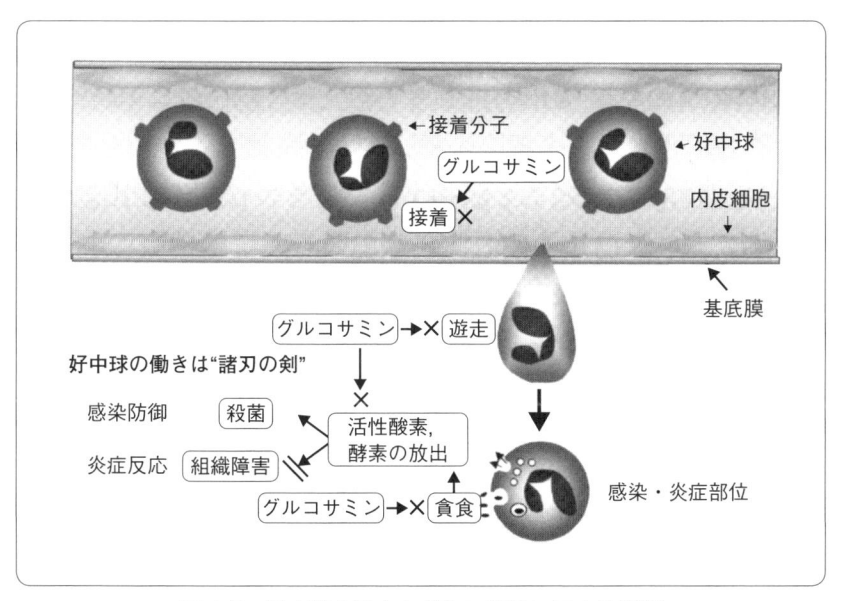

図 4-6　好中球の働きとグルコサミンによる抑制

文献2）より改変

"オートファジー"に関しては，動物実験により寿命伸長効果が確認されていることから，最近では特に注目されている。その分子機構の詳細については明らかにされていないが，グルコサミンが細胞内で代謝される過程で生じるアンモニアの関与が示唆されている。

7．グルコサミン類の体内動態——どのように吸収・代謝されているのか

　グルコサミン類は低分子であり，いずれも水に易溶で経口投与により80％以上が消化管から吸収されることから，極めて吸収されやすいといえる。動物実験においてN-アセチルグルコサミンのほうがグルコサミンよりも吸収効率が高いという報告もあるが[3]，著者らが実際にマウスで行った実験では両者に大きな吸収効率の違いは認められなかった。一方，排泄に関しては，放射性同位元素（^{14}C）で標識したグルコサミン類を用いて調べられた[4]。その結果，標識グルコサミン類の放射活性は，約1割程度が吸収されずにそのまま糞中に，また消化管から吸収されても約1割程度が尿中へ排泄されることがわかった。最も排泄量が多かったのは呼気中であり，半分以上が排出された。これは，吸収されたグルコサミン類の多くがエネルギー源（炭水化物）として利用されることを示す。そして，残りの約2割の放射活性は全身に広く分布していた。

　以上の結果から，経口投与されたグルコサミン類は，その多くが速やかに消化管から吸収されておもにエネルギー源として利用され，残りが軟骨組織などの結合組織のグリコサミノグリカンや糖タンパク質の構成成分として利用されていることがわかった。

8．グルコサミン類の製造原料について

　前述したように，グルコサミン類は"天然型グルコサミン（N-アセチルグルコサミン）"の形で，ヒアルロン酸などのグリコサミノグリカン類や糖タンパク

質の構成成分としてヒトや動物の体内に広く分布している。健康食品としての市場は，日本国内だけでも年間 1,000 t 規模にまで拡大しており，これだけ大量のグルコサミン類は，いったい何を原料にして，どのように製造されているのであろうか。

　天然型グルコサミンである N-アセチルグルコサミンは，"カビやキノコなどの菌類細胞壁"や"エビやカニ，昆虫などの殻"の主要な構成成分である"キチン"として大量に存在している。地球上においてキチンは，植物由来のセルロースに次いで豊富に存在する生物資源である。このキチンは，海洋生物が合成する量だけでも年間 1,000 億 t と推計されており，最後のバイオマス（生物資源）と呼ばれている[5]。特にエビやカニの殻は，冷凍食品や缶詰製造など水産加工の際に多量に廃棄されることから，キチンの製造原料として再利用されている。キチンと聞けば，すぐにキトサン（キチンの脱アセチル化物）を連想される読者も多いと思うが，自然界での存在量は菌類の細胞壁成分としてわずかに存在しているだけである。そこで，キトサンは，キチンのアルカリ処理（脱アセチル化）により工業的に生産されている。

　キチン・キトサンの工業原料であるカニやエビの殻は，キチンのほかにタンパク質や無機塩類から構成されている。これらの存在比は甲殻類の種類や部位によっても異なるが，基本的に殻は"クチクラ"と呼ばれる層状構造を有している（図 4-6）[6]。このクチクラの分子構造は，N-アセチルグルコサミンが多数結合したキチン繊維を基本骨格として構成されており，さらにキチン繊維の束が結晶化してナノファイバーを形成している（図 4-7）[7]。そして，キチンナノファイバーはタンパク質と結合して束ねられ，平面構造を形成しながら幾層にも重なりあってクチクラが構成される。特にカニ殻のクチクラは，カルシウムなどの無機塩類が多く沈着して石灰化しているため，かなり強硬な構造となっている。

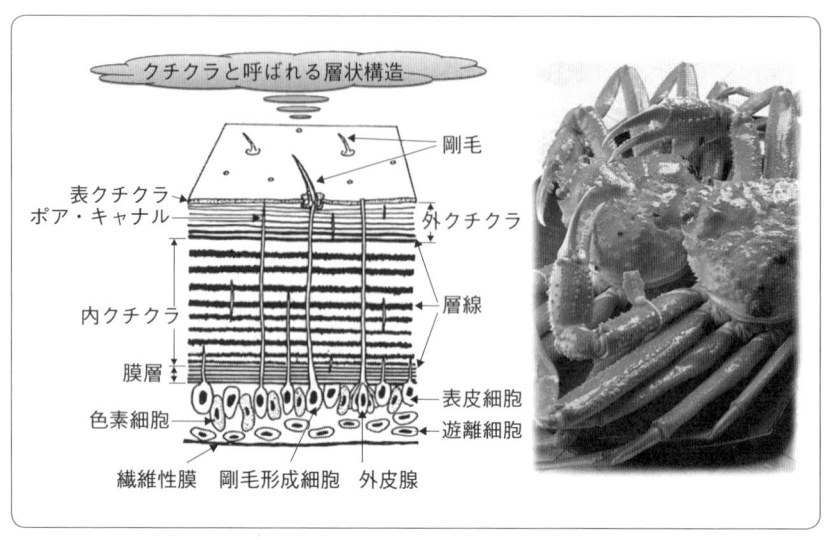

図4-6　カニ殻の構造

文献6) より改変

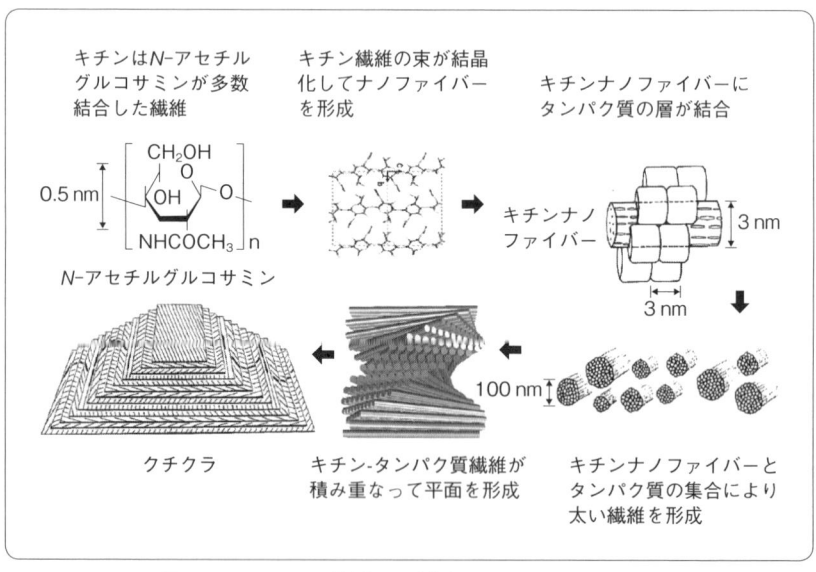

図4-7　キチンの繊維から構成されているクチクラ

文献7) より改変

9．グルコサミン類の製造方法と性状の違いについて

　カニやエビ殻の主成分であるキチンから N-アセチルグルコサミンを製造するためには，まず殻からタンパク質や無機塩類を取り除き，そして抽出したキチンを構成単位である N-アセチルグルコサミンにまで分解する必要がある。濃塩酸のような強酸によるキチンの分解は容易であるが，分解と同時に N-アセチルグルコサミンの脱アセチル化も生じるため，その分解産物はグルコサミンとなってしまう（図4-8）[8]。脱アセチル化を防いで天然型の N-アセチルグルコサミンを製造するためには，酸分解よりも温和な酵素による分解が効率的である。いずれにしても，ヒトはキチンのような高分子を消化管で分解・吸収できないため，人工的にグルコサミン類にまで分解・低分子化する必要がある。グルコサミンと N-アセチルグルコサミンの性状の違いについて，図4-9に簡単にまとめた。

　グルコサミンは酸加水分解により容易に製造できるため製造コストが安いという利点はあるが，フリーのアミノ基を有するために反応性が高く，化学的に不安定である。また，爽やかな甘味を有する N-アセチルグルコサミンとは対照的に，グルコサミンには独特の嫌な味があり，食品利用にはあまり適していない。このような理由から， N-アセチルグルコサミンのタブレットは噛んで味を楽しむことができるのに対して，グルコサミンは舌に触れないように水で服用するのである。

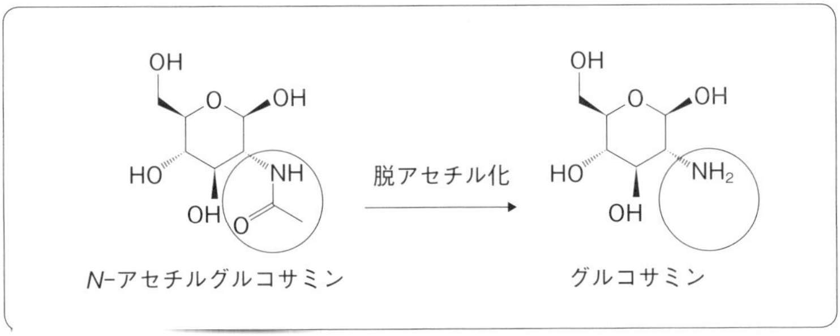

図4-8　キチンの酸分解による N-アセチルグルコサミンの脱アセチル化

96　第4章　グルコサミン類の機能と新たな製造方法

　一方，実際の N-アセチルグルコサミンの製造では，酸と酵素による分解が併用されており，前処理として脱アセチル化がなるべく生じないような条件でキチンを可溶性のオリゴ糖にまで濃塩酸で部分分解し，さらに中和・脱塩を行ってから酵素でオリゴ糖を完全分解する方法で行われている（図 4-10）[9]。本技術は世界に先駆けて日本で開発された素晴らしい技術であるが，大量の濃塩酸を使用する危険な作業環境，中和工程で生成する高塩濃度の廃液処理，製造設備の酸による腐食，煩雑な製造工程，生産効率の低さなどが問題となっている。このように N-アセチルグルコサミンの製造は，グルコサミンと比較して工程が長く煩雑で生産効率も低いため，その製造コストはグルコサミンの4～6倍であると推計されている。しかしながら，N-アセチルグルコサミンは化学的に安定で爽やかな甘味を有しているため，食品・飲料・リキュールなどにも

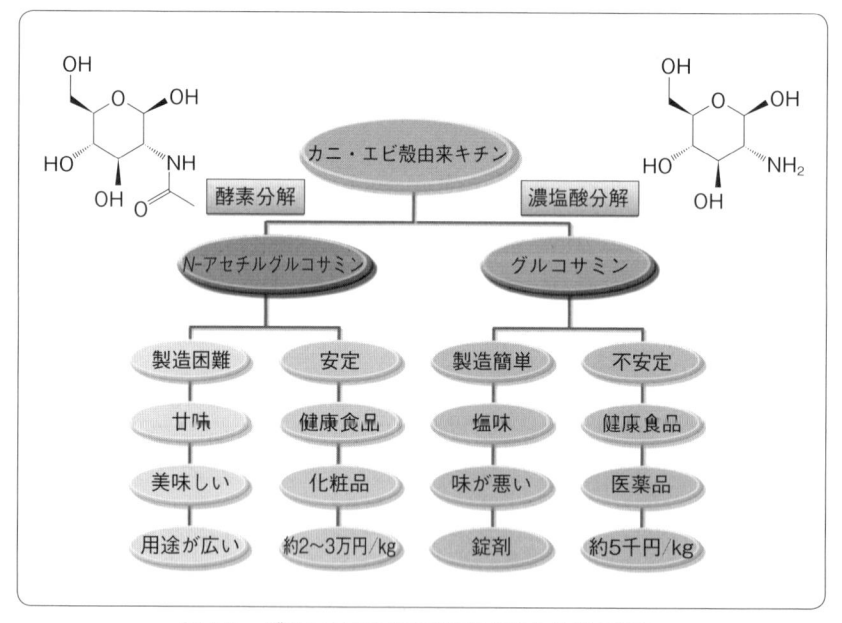

図 4-9　グルコサミン類の製造方法と性状の違い
　高い製造技術は必要であるが，N-アセチルグルコサミンの用途は広く，さらなる市場拡大が期待できる。

応用可能であり，その用途が広くさらなる市場の拡大が期待されている。

10. グルコサミン類の発酵生産

グルコサミンの発酵生産に関しては，植物を原料として微生物発酵により生産する技術が協和発酵バイオにより開発されている。植物を原料とする発酵グルコサミンは，甲殻類に対する食物アレルギー患者にも利用できるため魅力的な商品となっている。

一方，N-アセチルグルコサミンに関しては，植物を原料として微生物発酵により生産する技術は未だに開発されていない。従来法で酸と酵素を併用する理由は，結晶性の強固な高分子キチンを直接分解できる酵素を工業的に入手できないからである。したがって，キチンを直接分解できる強力な酵素を産生す

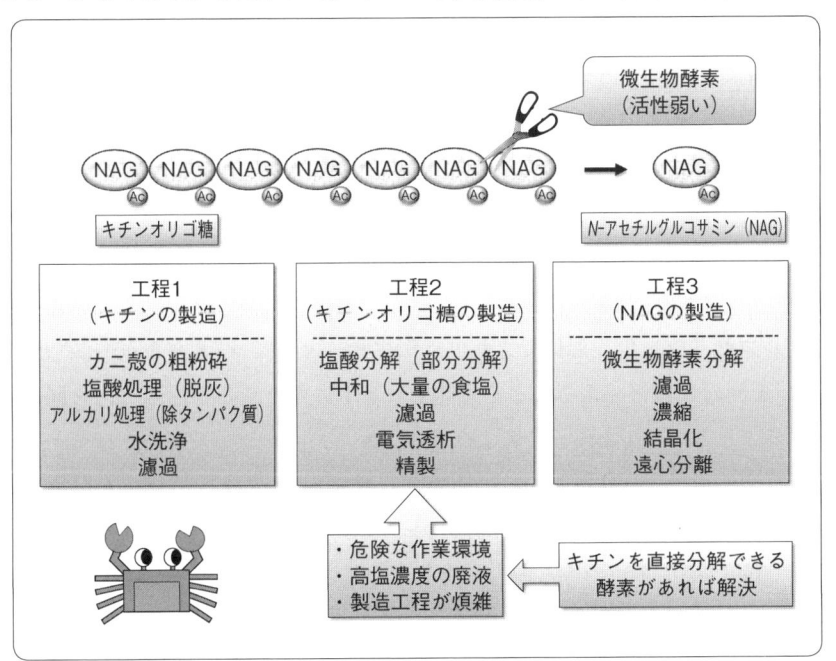

図4.10 N-アセチルグルコサミンの製造方法（従来法）
Ac：アセチル基，NAG：N-アセチルグルコサミン。

る微生物を発見できれば，N-アセチルグルコサミンの発酵生産が可能となる（図4-10）。

11. 強固なカニ殻由来のキチンを直接分解できる微生物の探索

　著者らは，微生物により結晶性キチンを直接分解する方法で，天然型のN-アセチルグルコサミンを発酵生産する技術を開発した。微生物に関する研究内容であるため少々専門的になってしまうが，その発見から商品化に至るまでの経緯を紹介する。結果を先に説明すると，地上の土の中から強力なキチン分解細菌を発見し，この土壌細菌の酵素で海洋に生息しているカニの殻を分解してN-アセチルグルコサミンの発酵生産を可能にした。地上に生息している微生物が，なぜ海洋生物のカニ殻を分解するのであろうか。関節症や炎症とは無縁の微生物がキチンを分解してN-アセチルグルコサミンにするのは，いったい何が目的なのであろうか。

　動物由来の繊維であるキチンの資源量は，植物繊維であるセルロースに次いで豊富に存在するため，キチン分解能力を持つ微生物やそのキチン分解酵素（キチナーゼ）は多数報告されている。キチンを構成しているN-アセチルグルコサミンは，その分子内に炭素（C，多くはエネルギー源となる）だけでなく窒素（N，多くはアミノ酸の合成に用いられる）を含んでいる（図4-1）。これは，N-アセチルグルコサミンを栄養源にできれば，微生物にとっては"エネルギー源"と"窒素源"を同時に獲得できることを意味し，ヒトにたとえると白米と肉を同時に食べることと同じである。このような理由から，キチン分解能力を持つということは自然界で生き残るためには極めて有利であり，たとえキチンを分解することができなくても多くの微生物がN-アセチルグルコサミンを資化（栄養源として利用すること）できる能力を有しているという事実は，生物学的に合理的な戦略であると考えられる。また，キチンの分解は細胞外で行われており，これは約1/1,000 mmほどの顕微鏡レベルの大きさしかない微生物が，数十cmにもなる巨大な高分子キチン（クチクラ）を細胞内に直接取り込むことができ

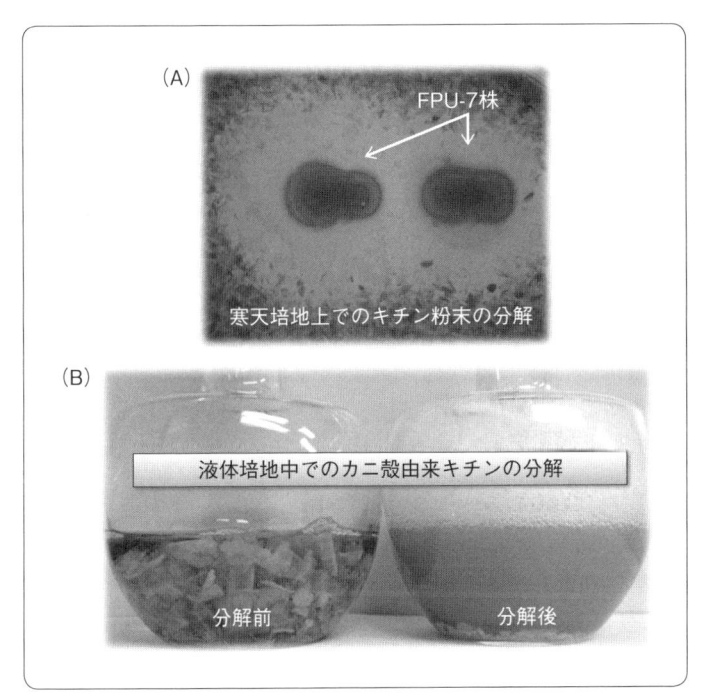

図4-11　*Paenibacillus* sp. FPU-7株によるキチンの分解

ないからである。

　著者らが行ったキチン分解微生物の分離手順は，まずカニ殻や精製キチンを土中や海中に置いて，自然環境下でキチンに集まってくるキチン分解微生物を濃縮してから，その場所の土壌や微生物が付着したカニ殻・キチンを研究室に持ち帰った。研究室に移してからも，キチン分解能力の高い微生物の増殖が優勢となるような環境を人工的に与えるために，キチンを唯一の炭素源とする合成培地で何度も繰り返し培養した。最後に寒天培地上でのキチン粉末の分解速度を指標にして，微生物の選抜と純粋培養を行い，最終的に土壌サンプルからFPU-7株の分離に成功した（図4-11-A）。FPU-7株のキチン分解能力は非常に高く，液体培地中ではカニ殻由来の大きなキチンフレークを直接分解することが可能であった（図4-11-B）。

探索の結果，FPU-7株を土壌から分離できたが，当初期待していた海洋エリアからキチン分解能力の高い微生物は得られなかった。たいへん興味深いことに，海水にカニ殻を浸すと，あの硬いカニ殻が徐々に軟らかくなっていくことを確認した。このことから，海水中でのキチン分解では，高度な分解システムは必要ないのかもしれない。余談ではあるが，底引き網で年間約500トンの水揚げを誇る福井の越前がに漁においても，カニの死骸は1杯も揚がらないそうである。われわれが普段目にしている硬いイメージのカニ殻も，海中では微生物の働きで容易に分解され，想像以上に速い速度で生物循環されているのであろう。

それでは，地上に生息しているFPU-7株が，なぜ海洋生物であるカニの殻を分解できるのであろうか。前述のようにカニ殻の主成分であるキチンは，カビなどの菌類の細胞壁の構成成分として存在している。そこで，FPU-7株は菌類の細胞壁を分解し，栄養源として資化するのではないかと考えた。また，

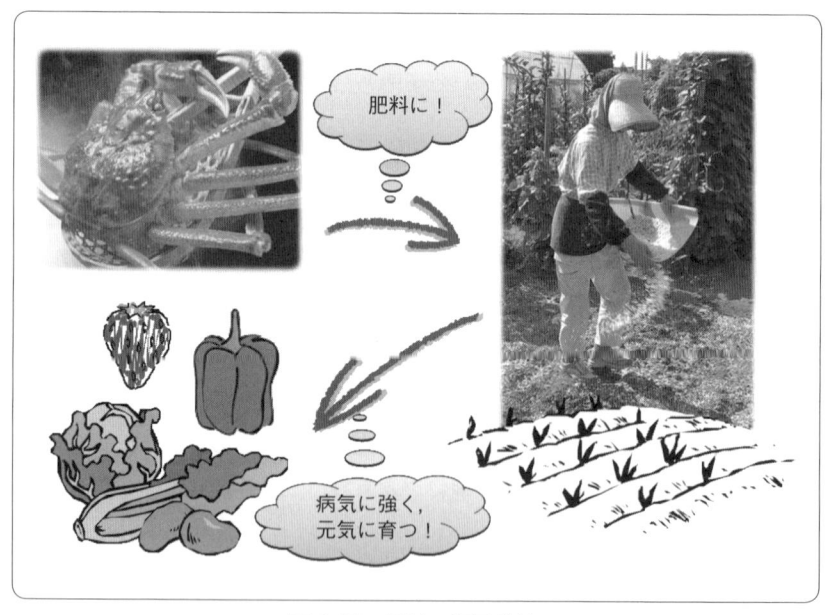

図4-12　福井の伝承農法

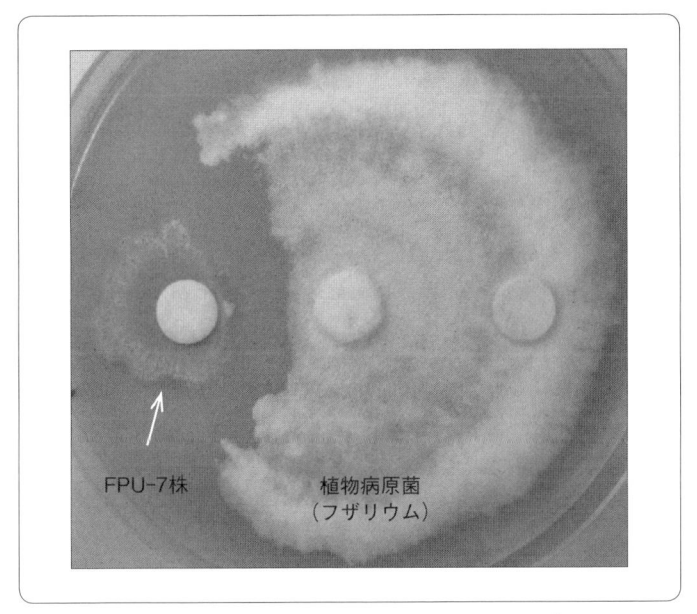

図4-13　FPU-7株による植物病原菌の溶菌

　福井県には"越前がに"の殻を肥料農業資材として活用する伝承農法がある。食べ終わったカニ殻を生ゴミとして捨てずに粉砕して畑の作物へ与えると，植物は病害に強くなり，収量よく美味しい野菜を作ることができるとされている（図4-12）。植物病原菌の約8割が菌類であることから，畑にカニ殻を撒くことで肥料効果だけでなくキチンを資化できる分解微生物が土中で優勢となり，このような土壌中では菌類も細胞壁が分解されて殺菌されるため，結果として作物が罹病する確率が下がるのではないかと推測される。実際に，土壌伝染性病害として作物に甚大な被害を与える植物病原菌類の一種であるフザリウム属菌をFPU-7株と対峙培養させたところ，その菌体の溶菌を確認した（図4-13）。

12. 微生物の分類・同定

　基本的に生物の分類では，進化の系統樹を反映した系統分類（自然分類）により分類学的な位置が決められている。しかしながら，肉眼で見ることができず，また動植物のような形態的特徴にも乏しい微生物の場合は，われわれの生活にとって"有益であるか"それとも"害を与えるか"という性質で区別される場合が多い（人為分類）。このように，微生物の探索や食中毒などの衛生試験で微生物の種類を決める作業は"分類"とよく混同されるが，種間の系統関係を明らかにしようとする分類とは立場の異なる作業であり"同定"と呼ばれる。系統分類では，種を基本単位として，そのうえに属，科，目，綱，門，界，そして最上位のドメインで構成される階層的な分類体系が定められている。個々の生物種に与えられた"学名"は，ラテン語による属名と種名の組み合わせで構成される二名法によってイタリック体（斜体）で表記される[10]。

　カビなどの真菌類については，胞子の形や有性生殖の有無を利用して比較的古くから分類の体系化が可能であったが，細菌ではこれまで同じ属名を与えられている種の間の関係ですら不明確なことが多く，属以上の階級分類は最近まで行われていなかった。しかしながら，DNAの塩基配列を比較するなどの分子分類学の手法が取り入れられるようになると，細菌も含めて微生物の分類体系は系統進化を反映させることが容易となり，微生物分類は大幅な進行・再編が進んでいる。微生物の分子分類は，細菌（バクテリア）では16SリボソームRNA遺伝子，真核微生物（カビ・酵母・キノコ）では18SリボソームRNA遺伝子などの塩基配列を利用した比較により行われている[11]。実際の分類・同定作業では，最初に塩基配列を解析して属（genus）を決定し，さらに形態や生理学的性質などから総合的に判断して種（species）を確定する[12]。すでに報告されている基準株（type strain）と塩基配列や性質が一致しない場合は，新種の微生物であると判断され，新種登録をするまでは「属名＋sp.＋株名（strain）」で学名を表記する。

　FPU-7株の同定作業を行った結果，16SリボソームRNA遺伝子の塩基配列

から *Paenibacillus* 属の細菌であることがわかった。さらに，現在報告されているどの *Paenibacillus* 属の基準株とも生理学的性質が一致しなかったことから，FPU-7 株を "*Paenibacillus* sp. strain FPU-7" と命名した[13]。

13. 変異育種による FPU-7 株の高機能化

　有用物質の発酵生産では，目的産物の収率および生産効率の最適化を図ることが重要である。そのためには，栄養となる培地成分や温度・pH などの培養条件の検討だけでなく，微生物の遺伝形質を改良する "育種" が必要とされる。自然界から分離された有用微生物は，そのすべてにおいて "育種" に成功しないと産業利用は不可能であるといっても過言ではない。実際，これまでに極めて多くの有用な微生物が自然界から分離されているが，そのほとんどは実用的な生産効率を達成できないことから産業利用には至っていない。具体的な育種では，目的産物の生産量を向上（製造コスト低減）させるだけでなく，仕込み量を増やすために発酵タンク内で発泡しない形質（生産効率向上）や目的産物以外の副産物を生産しない形質（精製コスト低減）などさまざまな育種が行われている。

　育種では遺伝形質の改良を行うが，その方法には大きく分けて，①遺伝子組換え技術と，②突然変異誘発，の 2 種類がある[12]。現在の遺伝子組換え技術をもってすれば，どのような育種も簡単に行えるイメージがあるが，実際には大腸菌のように遺伝情報が詳細に解析されている必要があり，自然界からスクリーニングされた新規微生物には適用できない。また，日本では遺伝子組換え製品に対するイメージが悪いことから，医薬品は別としても食品産業においては遺伝子組換え技術はほとんど使われていないのが現状である。一方，突然変異は低い頻度ではあるが自然に生じる遺伝子の変化であることから，その頻度を積極的に高めても遺伝子組換え技術とはみなされない。このような理由から，基本的に微生物の育種は突然変異の誘発により高機能化が行われている。突然変異を高頻度に誘発させる物質は "変異原" と呼ばれ，DNA と化学的に反応す

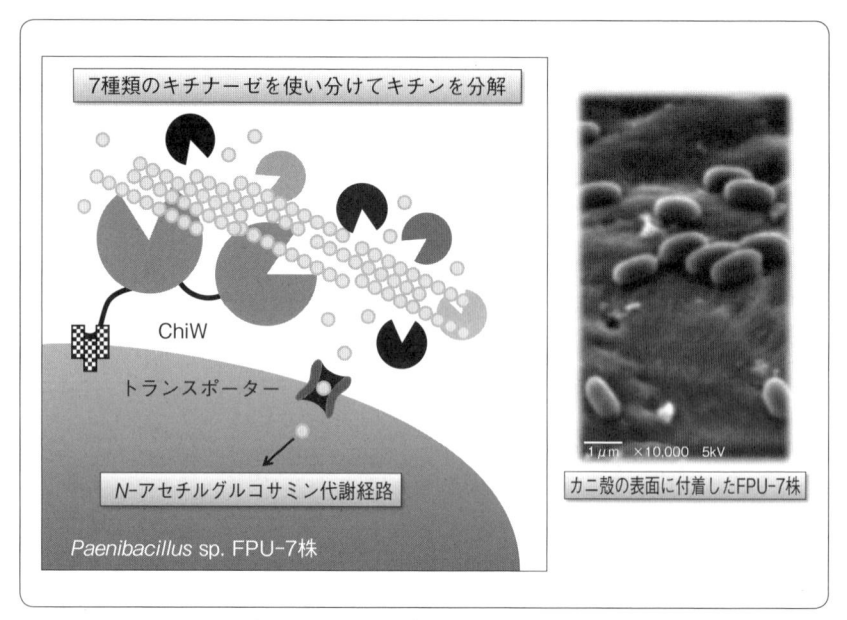

図中テキスト:
- 7種類のキチナーゼを使い分けてキチンを分解
- ChiW
- トランスポーター
- N-アセチルグルコサミン代謝経路
- *Paenibacillus* sp. FPU-7株
- 1μm ×10,000 5kV
- カニ殻の表面に付着したFPU-7株

図4-14　FPU-7株のキチン分解機構

る薬剤が使用される。また，紫外線や放射線照射のようなDNAに傷害を与える物理化学的な処理もよく利用される。

著者らはN-アセチルグルコサミンの発酵生産の実現を目的として，カニ殻由来の強固なキチンを直接分解可能な*Paenibacillus* sp. FPU-7株を土壌から新規にスクリーニングすることに成功した。しかしながら，FPU-7株はN-アセチルグルコサミンの資化（代謝）能力が高く，キチンからの収率は低かった。そこで，FPU-7株に突然変異を導入して，N-アセチルグルコサミン資化能欠損株の変異育種を試みた。

FPU-7株のキチン分解機構を調べたところ，少なくとも7種類の異なるキチン分解酵素を産生していた（図4-14）。そのうちの1種類は菌体表層に発現しており，キチン鎖を切断するための触媒ドメイン（ハサミの役目）を分子内に2つ持ち，強力なキチン分解活性を有していた。また，電子顕微鏡観察を行ったところ，FPU-7株はカニ殻に付着した状態でキチンを分解していた（図

4-14)。このように，FPU-7株とカニ殻の接着面では，複数のキチン分解酵素が培地で希釈されることなく効率よく濃縮され，これらの酵素の協同作用により強固な結晶状キチンが効率よく分解されていると考えられた。

以上の結果から，FPU-7株は細胞外でキチンをN-アセチルグルコサミンにまで分解し，それから細胞膜上にある輸送体タンパク質（トランスポーター）を利用して細胞内へ取り込んで資化（代謝）していることが明らかとなった。そこで，このトランスポーター遺伝子に突然変異を導入して機能破壊を行えば，FPU-7株はN-アセチルグルコサミンを細胞内に取り込むことができないため，培地中へ大量に蓄積するのではないかと考えた（図4-14）。

突然変異はゲノムへのランダムな変異導入であり，多くの変異株のなかから目的の変異株を選択するというたいへんな作業が必要である。そこで著者らは目的の変異株を効率よく選別するために，放線菌が産生する抗生物質の一種である"ストレプトゾトシン"を利用した。ストレプトゾトシンの作用機序は，細胞内に取り込まれるとDNAに傷害を与えることにより強い抗菌活性を示すと考えられている[14]。ストレプトゾトシンの構造はN-アセチルグルコサミンに類似（アナログ）していることから，同じトランスポーターを介して細胞内に取り込まれると考えられる（図4-15）。多くの微生物がN-アセチルグルコサミ

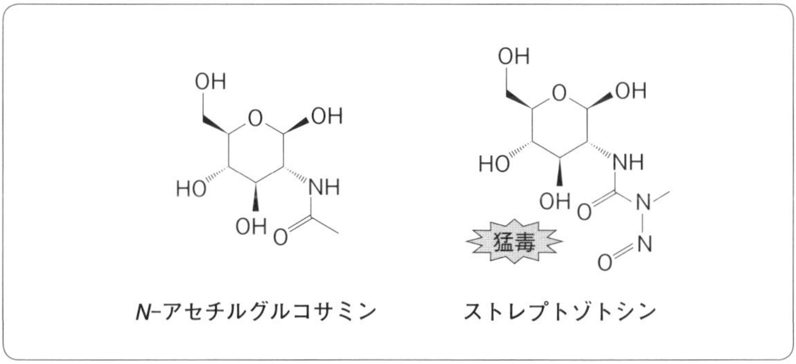

図4-15 N-アセチルグルコサミンとストレプトゾトシンの構造比較
N-アセチルグルコサミンに構造が類似しているストレプトゾトシンを毒性アナログとして用い，N-アセチルグルコサミン資化能欠損株を取得した。

ンを資化できることから、FPU-7株のトランスポーターと共通した取込み機能は、生物間で広く保存されているものと推測される。放線菌は、この共通の機構を利用してストレプトゾトシンを競合微生物に取り込ませて殺菌するという巧みな戦略を進化学的に獲得したのであろう（ストレプトゾトシンはN-アセチルグルコサミンの毒性アナログとして作用）。したがって、ストレプトゾトシンを添加しても毒性を回避して生存する耐性変異株は、N-アセチルグルコサミンを細胞内へ取り込むためのトランスポーター遺伝子の機能が破壊された目的の変異株であることを期待した。

変異原で処理をしたFPU-7株は、ストレプトゾトシンを含む寒天培地上に塗抹し、耐性変異株は増殖してコロニーを形成した。このようにして得られたストレプトゾトシン耐性変異株をN-アセチルグルコサミンを添加した液体培地中で培養し、その減少を指標に資化能力を調べた結果、耐性変異株の多くが目的の変異株であることを確認した（図4-16）。N-アセチルグルコサミン資化能欠損株は、突然変異誘発に使用した野生株の約1/430万という低い確率で出現し、ストレプトゾトシンを用いた効率的なスクリーニング（選別）方法がなければ育種には成功しなかったであろう。

この変異育種により、変異株のN-アセチルグルコサミン蓄積量は、野生株と比較して約70倍にまで向上し、微生物によるN-アセチルグルコサミンの発酵生産を可能にした。現在、発酵N-アセチルグルコサミンは、その爽やかな甘味と食品中での安定性を利用して、噛んで味を楽しめる健康サプリメント（みんなのグルコサミン®、香林製薬）や健康リキュール（自然恵酒堂®、西岡河村酒造）の健康機能性分として商品化されている。

14. グルコサミン類関連商品の選び方

グルコサミン類を製造するためには、工業用の大型発酵タンクや大量の濃塩酸を扱える設備、精製用設備、廃水処理設備などが必要とされるため、日本国内で製造できるメーカーは数社に限られている（原料メーカー）。それに比べて、

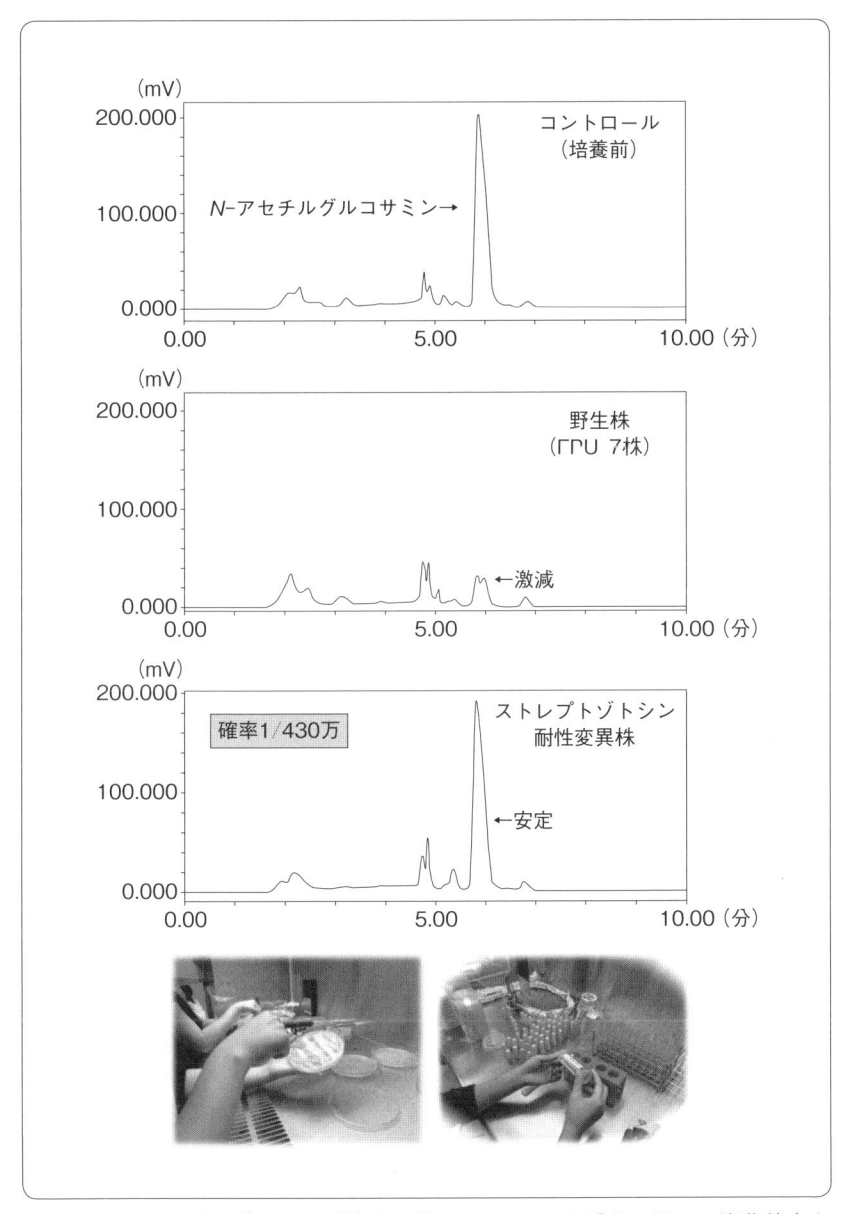

図 4-16　ストレプトゾトシン耐性変異株は N-アセチルグルコサミン資化能力を消失

原料メーカーからグルコサミン類を購入して健康食品を販売しているメーカーは多く，その販売に際しては誇大と思える宣伝も散見される．これらの商品を購入するポイントとしては，よく言われることではあるが"高すぎず，安すぎず"ということになるであろう．最近では格安のグルコサミン類が外国から輸入されるようになり，原料管理や製造工程，品質管理など，その品質には不安が残る．

多くの健康食品メーカーは，グルコサミン類以外にも健康機能性成分を配合して商品の差別化を図っているので，配合成分の違いも選択のポイントとなるであろう．また，グルコサミン類は，毎日少しずつ服用するものであるから，多くの消費者にとって販売価格は最も重要な選択ポイントであろう．あまりにも高価や廉価な商品は避けるとして，それでも価格差は存在する．そこで，水での服用でも継続できる場合は，N-アセチルグルコサミンよりも安価なグルコサミンを，継続が難しい場合は，お菓子感覚で味を楽しめるN-アセチルグルコサミン（天然型グルコサミンと表記されている場合が多い）を選択されてはいかがであろうか（図4-9）．ただし，たとえ天然型グルコサミンを採用している商品であっても，他の健康機能性成分が配合されている場合が多く，本来の甘味ではなく味のバランスを取るために各社で異なる香料や甘味料などで味付けが行われているため，味の好みにも注意して選んでいただきたい．

最後に補足として，多くのグルコサミン関連商品に配合されているコンドロイチンについて説明する．コンドロイチンはグルコサミン類との併用により変形性関節症に効果を示すとの研究報告[15]があり，サメ軟骨の形で配合されていることが多い．そのエビデンスの詳細はいまだに不明であるが，N-アセチルグルコサミンと同様の機構により，コンドロイチンに含まれるN-アセチルガラクトサミンもアグレカン集合体の形成に有効であると推測される（図4-4）．しかしながら，希少糖であるN-アセチルガラクトサミンの生産技術はいまだに確立しておらず，また高分子であるコンドロイチンは消化管からの吸収効率が極めて低いため大量に服用する必要がある．同様に，そのままではヒアルロン酸も吸収が悪いことから，その構成糖であり吸収のよいグルコサミン

類として服用されているのである。一方，これらのグリコサミノグリカンには，グルクロン酸やガラクトースも含まれているが，これらは加齢による老化で生合成量は落ちないので服用する必要はない。

以上，グルコサミン類関連商品を購入する際のポイントをまとめると，①極端な価格設定の商品は避ける，②ヒアルロン酸ではなくグルコサミン類が配合されていること，③価格で選ぶならグルコサミン，④長続きしないようならN-アセチルグルコサミン，というのが著者の私見である。

15. おわりに

本章では，健康食品や医薬品として国内流通しているグルコサミン類の違いや機能，製造方法，購入時のポイントについて解説した。近年，グルコサミン類の需要は急速に拡大しているが，それらの違いや製造方法については意外と知られていない。グルコサミン類の安全性は高く，また健康食品素材としては珍しくエビデンスも数多く報告されており，すでにグルコサミンは海外で医薬品として認可されている。このような背景から，医薬品だけでなくサプリメントも上手に治療に併用しようとする医師も徐々に増えていることは，非常に望ましいことである。

しかしながら，グルコサミン類に即効性はなく，また軟骨の再生には長時間を要し，症状によっては自力での再生は不可能である。服用を始めてすぐに関節の痛みが緩和される場合もあるが，これは軟骨の再生によるものではなく，炎症が抑えられたことによる一時的なものであると考えられている。さらに，関節症は，加齢によるN-アセチルグルコサミン生合成量の減少だけでなく，筋力低下や体重増加による関節への負荷が増えたことも原因となっている。したがって，グルコサミン類の服用だけに頼るのではなく，運動やダイエットによる関節への負担軽減など，生活習慣の改善も重要である。

最近，グルコサミンが病気による死亡率を有意に低下（17％）させることが報告され大きな関心を集めている[16]。その分子機構は不明であるが，抗炎症効

果による血管へのダメージ抑制（血管の老化防止）によるものではないかと推測されている。老化防止（アンチエイジング）を目的とした健康補助食品（サプリメント）は，現代人の多様化する栄養摂取のひとつの手段としてすでに定着している。超高齢社会を迎えた日本において，アンチエイジング用サプリメントの需要は今後もさらに拡大することが予想される。その筆頭ともいえるグルコサミン類を正しく理解するうえで，本稿がその一助となれば幸いである。

文 献

1) 前野正夫, 磯川桂太郎：はじめの一歩のイラスト生化学・分子生物学（改訂第2版）. 羊土社, 2008.
2) 長岡 功, 五十嵐 庸, 坂本廣司：グルコサミンの抗炎症作用および細胞機能調節作用. Food Style 21, 2008；12；39-43.
3) Kohn P., Dawes E. D., Duke J. W.：Absorption of carbohydrates from the intestine of the rat. Biochim Biophys Acta, 1965；107；358-362.
4) 清水 純, 真野 博, 中谷祥恵・他：グルコサミンおよびN-アセチルグルコサミンの生体における吸収と排泄. キチン・キトサン研究, 2008；14；243-250.
5) Kurita K.：Controlled functionalization of the polysaccharide chitin. Prog Polym Sci, 2001；26；1921-1971.
6) キチン，キトサン研究会：最後のバイオマス キチン，キトサン. 技報堂出版, 1988.
7) Raabe D., Romano P., Sachs C. et al.：Microstructure and crystallographic texture of the chitin-protein network in the biological composite material of the exoskeleton of the lobster Homarus americanus. Materials Science and Engineering；A, 2006；421；143-153.
8) 食品機能性の科学編集委員会（編）：食品機能性の科学. フジ・テクノシステム, pp.745-749, 2008.
9) 石和田朋子, 又平芳春：N-アセチルグルコサミンの機能性と食品への応用. 機能性糖質素材の開発と食品への応用（井上國世監）. シーエムシー出版, pp.86-94, 2005.
10) 別府輝彦：新・微生物学（日本バイオ技術教育学会監）. 講談社, 2012.
11) 鈴木健一朗, 平石 明：微生物の分類・同定実験法. 丸善出版, 2012.
12) 杉山純多, 大和田紘一, 渡辺 信・他：新版 微生物学実験法. 講談社, 1999.
13) Itoh T., Hibi T., Fujii Y. et al.：Cooperative degradation of chitin by extracel-

lular and cell surface-expressed chitinases from *Paenibacillus* sp. FPU-7. Appl Environ Microbiol, 2013：79；7482-7490.
14) Reusser F.：Mode of action of streptozotocin. J Bacteriol, 1971；105；580-588.
15) 中村　洋：変形性関節症の膝痛にはグルコサミン・コンドロイチンが有効なのか？治療，2006；88；1167-1169.
16) 福田　稔：グルコサミン長期摂取は全死亡率を低下させる—米国のコホート研究（VITAL study）からみえるもの. Food Style 21, 2010；14；24-27.

第5章
お茶の健康機能性
―その解明と利用技術の開発

山本（前田）万里*

1. はじめに

　茶の樹はツバキ科，カメリア属（Camellia sinensis L.）の永年性常緑樹で，原産は中国雲南省周辺とみられる。"喫茶"のルーツも中国であるといわれ，世界中の茶に対する呼称はほとんど，"チャ"もしくは"テ"に帰属する。緑茶，紅茶，ウーロン茶に代表されるが，その種類は多種多様である。しかし，植物学的には同じ茶の樹の葉を製造したものである。現在，世界で生産される茶のうち最も多いのは紅茶で約200万t，およそ80％を占めている。緑茶と中国茶は，合計でも50万tほどであり，日本の緑茶製造は9万t程度である。

　中国では周の時代（BC2000年）にはすでに山地産のヤマチャがあったと言われている。神農（しんのう）氏が薬草を試して歩くのに毒消しに使っていたとされている。茶経（陸羽著）には，「茶は南方の嘉（良い）木なり，味は寒性（体を冷やす），心身鎮静に効あり，熱で喉が渇くとき，気分が沈みがちなとき，頭痛や目やにがでるとき，手足の節々が痛み，のびないときは茶湯を4～5杯飲めば効果があらわれる」と書かれている。日本へは805年（奈良朝の末期から平安朝の初期）に永忠が唐から団茶を持ち帰り，815年，近江梵釈寺にて嵯峨天皇に茶を献上したことから宮廷・貴族の間で喫茶の風習が広まった。当初

---

*　（独）農業・食品産業技術総合研究機構食品総合研究所食品機能研究領域

は主として僧侶や貴族の間でのみ、薬用的趣味として飲用されていたため、平安末期に一時廃絶に近い状態になった。

これを復興したのが鎌倉初期の留学僧の栄西禅師で、1191年に宗より帰朝の際、種子を持ち帰り、肥前平戸島葦浦、筑前の背振山に栽植し、同時にこれを各地に広めた。また、禅師は日本最古の茶書である『喫茶養生記』を著した。喫茶養生記には、「茶は養生の仙薬、養生の秘訣は五臓（肝、肺、心、脾、腎）を保つことである。茶はその苦味をもって心臓を強くし、五臓の調子を整える。また、茶は酒をさまし、眠気をとり、精神を高揚させる。傷を癒し、疲労感をとり、利尿をよくする。飲水病（糖尿病）、中風、食欲不振、脚気にもよい」と書かれている。栄西禅師は、1214年に源 実朝に養生記に茶を添えて献上した。その後、明恵上人（栂尾の茶、宇治茶）、聖一国師（静岡茶）などが茶の復興に貢献した。茶祖栄西禅師が宗よりもたらした茶のつくり方は、現在の抹茶方式で、室町時代に入り急速に発展した。1244年には、道元禅師が永平寺を開山し、大茶会を開いている。茶の湯の開祖といわれる村田珠光や千 利休などの名匠もこのころ輩出した。秀吉、家康も茶を愛好した。江戸時代の初期には煎茶の飲用も始まった。これは、隠元禅師が中国式釜炒り茶の製法を伝えたのが始まりで、わが国における煎茶道の開祖といわれる。なお、1738年（元文3年）に京都山城国湯屋谷の永谷宗円により蒸し製煎茶が考案され品質は著しく改良され、形式にとらわれない、より庶民的な茶として急速に普及した。また、1835年（天保6年）には玉露も試製され、茶の種類も多くなった。1923年（大正12年）に三浦政太郎医博により緑茶中にビタミンCが多量に含まれること、1985年（昭和60年）に嘉田 恒博士[1)]により緑茶中タンニンが突然変異を阻害することが発表され、緑茶は健康機能を持つ飲料として価値が倍加した。また、品種改良、冷蔵貯蔵の普及により、茶のうまさが大衆に浸透し、煎茶を中心に今日まで日本人の嗜好飲料の主流をなしている。江戸時代の伝承の効用としては、眠気覚まし、熱冷まし、食あたり治癒、咳止め、はやり目治癒、利尿、脱臭、酔い覚ましなどがあった。

2．お茶の種類と緑茶に含まれる成分

（1）茶の樹

茶樹は，おもに次の3つに大別される。

① 中国種…葉が小さくて丸く，薄い。低木で寒さに強い。カテキン類の含有量は比較的少なく，旨味に関係するアミノ酸含量は多い。

② アッサム種（インド産）…葉が大きくて先が尖り，肉厚で軟らかい。高木で寒さに弱く，カテキン類の含有量は多い。

③ アッサム雑種（中国系アッサム種）…①と②の交配種（改良品種）で，栽培の主体となっている。

さらに茶葉の大きさによって，大葉，中葉，小葉に分けられる。インドやスリランカ（セイロン）の紅茶産地では高地，中地，低地に行くにつれて中国種，アッサム雑種，アッサム種が栽培されている。また中国や日本の緑茶地帯では，中国種が栽培されている。なお，スリランカの良質な紅茶（ディンブラのハイグロウンティ）や中国の紅茶を産する茶樹はアッサム雑種である。

（2）茶の種類と製造法[2]

茶は，製法的な違いから，不発酵茶（緑茶；蒸したり炒ったりして酸化酵素を失活させてから揉む茶），発酵茶（紅茶；熱をかけずに十分酸化させた茶，ウーロン茶や包種茶；少し酸化萎凋させてから熱をかけて酸化を止める半発酵茶，黒茶や阿波番茶；熱処理した茶葉を微生物で発酵させた後発酵茶）に分けられる。

不発酵茶蒸し製では，
- 普通煎茶：一般的に飲まれている茶。新芽を蒸した後，揉んで乾燥したもの
- 深蒸し煎茶：蒸し時間を長くしたもので，粉が多い
- かぶせ茶：玉露につぐ高級茶，作り方はほとんど同じ
- 玉露：新芽が出たらすぐによしず，寒冷紗で茶園を覆い，日光を遮断して渋みを抑え，旨味成分を高めた高級茶

- 碾茶（てんちゃ）：玉露と同様の栽培で，蒸した新葉をそのまま乾燥させたもの
- 玉緑茶：蒸し製と釜炒り製がある。精揉工程を省いて勾玉状に仕上げた茶。ぐり茶
- 抹茶：碾茶を石臼で挽いて粉にした茶。茶道で用いられる
- 番茶：硬くなった新芽や茎を原料として作った茶
- 焙じ茶：番茶や煎茶を炒って香ばしい香りを出させた茶
- 玄米茶：番茶などに高温で炒った玄米を混ぜたもの

釜炒り製では,
- 中国式玉緑茶：鉄製の釜で茶葉を押しつけて乾燥させた茶。丸い形状が特徴

半発酵茶では,
- 包種茶（ほうしゅちゃ）：中国，台湾で作られ，軽く発酵させた釜炒り茶。花香を付けたものもある
- ウーロン茶：半発酵で緑茶と紅茶の中間に位置する香り高い茶。中国，台湾で作られる

発酵茶では,
- 紅茶：茶葉を完全に発酵させて乾燥した茶。香りが高く濃い橙紅色。インド，スリランカ，中国が主産地

また，摘採製造する時期により，一番，二番，三番，四番，秋冬番という分け方をしたり，産地によって静岡茶（川根茶・本山茶），宇治茶，福岡の八女茶，嬉野茶，かごしま茶，狭山茶，近江茶，三重茶，くまもと茶などという分け方をする。さらに，中国茶では，茶浸出液の色によって分類する（白茶，黄茶，緑茶，青茶，紅茶，黒茶）。

茶の栽培地がある都道府県（平成22年全国茶生産団体連合会調査）は，宮城，茨城，栃木，群馬，埼玉，千葉，東京，神奈川，新潟，山梨，長野，静岡，岐阜，愛知，三重，滋賀，京都，兵庫，奈良，和歌山，鳥取，島根，岡山，広島，山口，徳島，香川，愛媛，高知，福岡，佐賀，長崎，熊本，大分，宮崎，鹿児

島，沖縄である。荒茶の生産量が多い順に，静岡県（33,500 t），鹿児島県（23,800 t），三重県（7,350 t），宮崎県（3,670 t），京都府（2,870 t），福岡県（2,170 t），奈良県（1,750 t），佐賀県（1,560 t），熊本県（1,420 t），愛知県（927 t）となっている。品種別栽培面積（平成20年度）については，多い順に，やぶきた（36,174 ha，75.6%），ゆたかみどり（2,5284 ha，5.3%），おくみどり（956 ha，2%），さえみどり（900 ha，1.88%），さやまかおり（759 ha，1.58%），かなやみどり（646 ha，1.35%），あさつゆ（498 ha，1%），べにふうき（111 ha，0.23%）となっている。

3．栄養成分・機能性成分の種類，含有量

図5-1[3]に含有量を示したように，茶の葉には，ポリフェノールの一種であるカテキン類（渋味），カフェイン（苦味），テアニン，グルタミン酸などのアミノ酸（旨味），各種ビタミン（B，C，D，E），フラボノール，クロロフィル・カロテン（ビタミンA）・アントシアニンなどの色素類，亜鉛・フッ素・セレンなどの微量金属類，遊離糖類，多糖類，サポニンなどが含まれている。茶は，一般にコーヒーよりもポリフェノール，カフェインがわずかに多い。

（1）ポリフェノール

茶に含まれるポリフェノール（タンニンともいう）としては，代表的なカテキン，フラボノール，フラボン，アントシアンなどがある。カテキン類（コラム参照）としては，EGCG（エピガロカテキン-3-O-ガレート），EGC（エピガロカテキン），ECG（エピカテキン-3-O-ガレート），EC（エピカテキン）などが緑茶中10～20%を占め，渋味や苦味を形成する。一般にカテキン類は被覆茶葉より露天茶葉のほうが多く，夏茶で多くなる。紅茶は揉捻，発酵過程中酸化酵素によりカテキンの大部分がテアフラビン（カテキンの二量体で橙色の色素）やテアルビジン（さらに高度重合した赤色ないし褐色色素）に変化する。紅茶中には，テアフラビンは0.5～1.4%，テアルビジンは8～16%含まれている。

118　第5章　お茶の健康機能性

緑茶成分と健康機能性

不溶性成分 (70〜80%) と健康機能性

- 食物繊維 (30〜40%)
  - 便秘防止, 大腸がん, 心疾患, 糖尿病
- タンパク質 グルテリン (約24%)
  - 栄養源
- β-カロテン (3〜20 mg%)
  - プロビタミンA, 抗酸化 (活性酸素, ラジカルの消去), 抗がん (肺, 皮膚がんなど), 心疾患, 白内障などの予防, 免疫能増強
- ビタミンE (26〜70 mg%)
  - 抗酸化 (ラジカル消去, 過酸化脂質の精製抑制, ニトロソアミンの生成抑制), 抗がん (消化器系, 肺, 乳がんなど), 糖尿病, 心疾患, 白内障の予防, 免疫能増強
- クロロフィル (0.8〜1.0%)
  - がん予防, 突然変異, 抗潰瘍, 消臭
- ミネラル (不溶性) (2〜3%)

水溶性成分 (20〜30%) と健康機能性

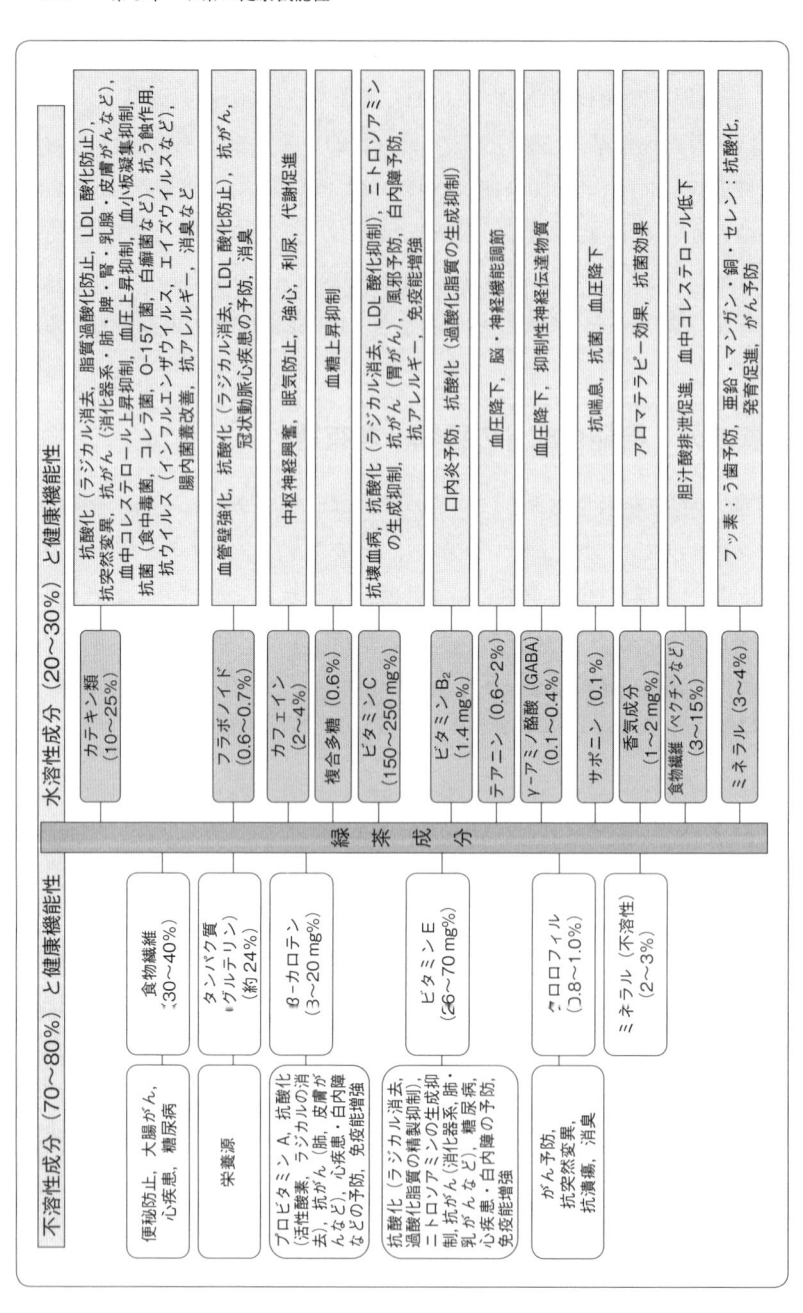

- カテキン類 (10〜25%)
  - 抗酸化 (ラジカル消去, 脂質過酸化防止, LDL 酸化防止), 抗突然変異, 抗がん (消化器系, 肺, 乳腺・皮膚がんなど), 血中コレステロール上昇抑制, 血圧上昇抑制, 血小板凝集抑制, 抗菌 (食中毒菌, コレラ菌, O-157菌, 白癬菌など), 抗う蝕作用, 抗ウイルス (インフルエンザウイルス, エイズウイルスなど), 腸内菌叢改善, 抗アレルギー, 消臭など
- フラボノイド (0.6〜0.7%)
  - 抗酸化 (ラジカル消去, LDL 酸化防止, 抗がん, 冠状動脈疾心疾患の予防, 消臭
- カフェイン (2〜4%)
  - 中枢神経興奮, 眠気防止, 強心, 利尿, 代謝促進
- 複合多糖 (0.6%)
  - 血糖上昇抑制
- ビタミンC (150〜250 mg%)
  - 抗壊血病, 抗酸化 (ラジカル消去, LDL 酸化抑制, ニトロソアミンの生成抑制, 抗がん (胃がん), 風邪予防, 白内障予防, 抗アレルギー, 免疫能増強
- ビタミンB₂ (1.4 mg%)
  - 口内炎予防, 抗酸化 (過酸化脂質の生成抑制)
- テアニン (0.6〜2%)
  - 血圧降下, 脳・神経機能調節
- γ-アミノ酸 (GABA) (0.1〜0.4%)
  - 血圧降下, 抑制性神経伝達物質
- サポニン (0.1%)
  - 抗喘息, 抗菌, 血圧降下
- 香気成分 (1〜2 mg%)
  - アロマテラピー効果, 抗菌効果
- 食物繊維 (ペクチンなど) (3〜15%)
  - 胆汁酸排泄促進, 血中コレステロール低下
- ミネラル (3〜4%)
  - フッ素: う蝕予防, 亜鉛・マンガン・銅・セレン: 抗酸化, 発育促進, がん予防

図5-1　緑茶成分と健康機能性

文献3) を一部改変

> **コラム**
>
> **カテキン類**
>
> 広く植物に含まれているポリフェノールの一種，フラボノイドのひとつで，多様な生理機能性を持っている。茶をはじめ，カカオ，ワイン，野菜，果実などに含まれている。(+)-カテキン，エピカテキンをはじめ，エピガロカテキン，エピカテキン-3-ガレート，エピガロカテキン-3-ガレートやそれらのメチル誘導体，熱異性体などが存在する。茶には，(+)-カテキン，エピカテキン，エピガロカテキン，エピカテキン-3-ガレート，エピガロカテキンガレート，エピアフゼレキン，エピアフゼレキン-3-ガレート，エピガロカテキン-3-O-(3-O-メチル) ガレート，エピガロカテキン-3-O-(4-O-メチル) ガレート，エピカテキン-3-O-(3-O-メチル) ガレート，エピガロカテキン 3 シンナメート，エピガロカテキン-3-p-クマレート，エピガロカテキン-3-カフェエートなどの存在が報告されている。

(2) タンパク質・アミノ酸

　タンパク質・アミノ酸は 20～30％含まれ，このなかで純タンパク質はアルブミン，グロブリン，グルテリンなどから成る。アミノ酸は 10 数種類含まれ，旨味や甘味を出し，茶の味を決める要素となる。アミノ酸全体の 60％がテアニン（グルタミン酸のエチルアミドで上品な旨味，甘味がある）で，そのほかグルタミン酸，アスパラギン酸，アルギニン，セリンなどがおもなものである。

(3) 糖　　質

　単糖，オリゴ糖では，ショ糖，ブドウ糖，果糖が主要なもので，アラビノシルイノシトールが含まれている。多糖では，ガラクタン，アラバン，アラビノガラクタン，ペクチン，デキストリンなどが含まれる。

(4) ビタミン類

　茶の成分のうち重要なのはビタミン C で，煎茶，釜炒り茶，番茶，抹茶の

順に平均250, 200, 150, 60 mg/100 g 含まれる。ただ紅茶では発酵過程ではとんど失われる。そのほかビタミンA, B_1, B_2, ナイアシンも含量が多い。また, パントテン酸, 葉酸, ビオチン, ビタミンEの作用を持つトコフェロール, ビタミンPの効果のあるルチンなどが含まれる。

(5) 無 機 質

茶にはそのほか5～7%の無機成分が含まれる。このうち50%がカリウム, 15%がリン酸で, そのほかカルシウム, マグネシウム, 鉄, マンガン, ナトリウムなどがある。シュウ酸など有機酸も含まれる。また, 微量成分として大切なセレン, 亜鉛も含む。ただしこれらは茶葉そのものに含まれる成分で, 浸出液とした場合, 栄養成分としての過剰な期待はできない。しかし, カテキンなどを含むため, 特に緑茶は健康飲料としても支持されている。

4. 緑茶の健康機能性

(1) 抗酸化作用

体内でできる過酸化物質は, 老化やがんなどの疾病の大きな原因のひとつといわれている。天然には, さまざまな抗酸化物質が存在し, 数多く見いだされているが, 茶にも強力な抗酸化物質が含まれている。茶成分のうち, 特にカテキン類が強い抗酸化性を示すことが報告されている。茶のなかに含まれるカテキン類は, 代表的なものをあげると, 緑茶ではEGCG, ECG, EGC, EC, 紅茶ではテアフラビン, テアフラビン-ジ-ガレート, テアシネンシン, テアルビジンなどがある。まず, カテキン類は, 食品中の油脂の酸化を防止し, α-トコフェロール (ビタミンE) と相乗的に働くこと[4]がわかった。

酸素は普通, 安定な三重項酸素として存在するが, 生体内では電子受容体として作用し, 最終的には水まで還元される。その過程で, ヒドロキシラジカル, スーパーオキシド, 過酸化水素などの活性酸素 (悪玉酸素) が生成する。この活性酸素は身体には必要であるにもかかわらず, 膜脂質過酸化, DNA損傷な

ど生体障害を引き起こし，老化やがん化などと密接にかかわってくる。その生体内脂質酸化をカテキン類が強力に防止することが認められている。

緑茶のカテキン EGCG はラット肝ミクロソームやウサギ赤血球膜を用いた *in vitro*（試験管内）実験において緑茶カテキン類[5]あるいは紅茶テアフラビン類[6]が優れた脂質過酸化抑制能を持つことなども報告されている。また，茶熱水抽出物は極微量でヒドロキシラジカルを100％捕捉すること[7]，茶浸出液をヒトが摂取したときに血漿リポタンパクの過酸化の指標となる過酸化リン脂質（PCOOH）が減少すること[8]も明らかにされている。緑茶カテキン類は自らが強力なラジカルスカベンジャー（活性酸素捕捉剤）として働くことにより，優れた抗酸化性を発揮していると考えられている[9]。

（2）抗がん作用

お茶の機能性として最もよく知られているのが，がんに対する作用である。がんは，発がんイニシエーション（開始），発がんプロモーション（促進）の過程を経て発生すると考えられている。すなわち，イニシエーションの過程で，発がん物質が体内の DNA に傷を作って突然変異が起こり，それに続くプロモーション過程で突然変異を起こした細胞が無限増殖してがん化する。茶のカテキン類は，突然変異抑制（発がんイニシエーション抑制）作用[10,11]や発がんプロモーション抑制作用[12,13]，抗腫瘍性（がん細胞増殖阻止作用），さらにはがん組織切除後に問題となるがん転移抑制作用（後述）を示すことがわかっている。

緑茶抽出物や EGCG が発がん物質の変異原性を低下させることが初めて明らかにされた[14]のが15年前のことで，それから茶によるがん抑止研究が始まった。

前項で述べたように，カテキン類，特に EGCG は，ラジカルスカベンジャー（活性酸素捕捉剤）として働き，フリーラジカル生成を抑制し，さらに DNA 損傷を抑えることで，発がん抑制作用を示すものと考えられている。

茶カテキン類は上記の作用のみならず，がん転移阻害作用を有していることもわかってきた。肺がん細胞をマウス尾静脈に注入したとき，EGCG を経口投

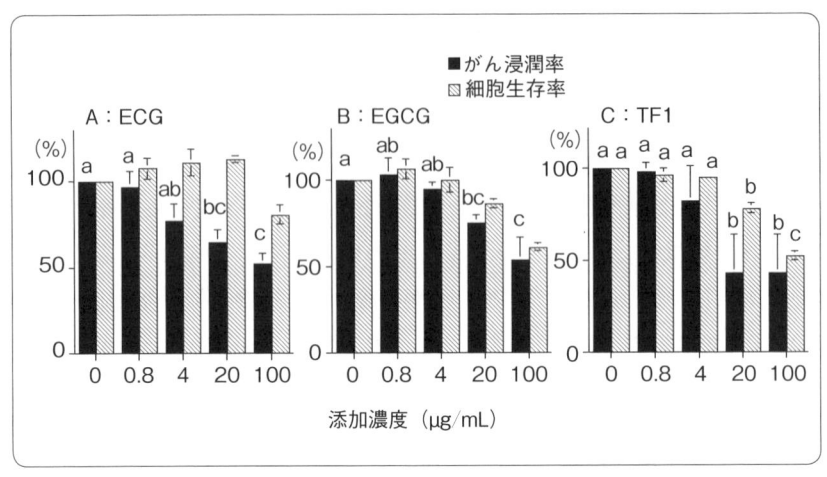

図 5-2 茶カテキン類のがん浸潤阻害効果

文献 16) より引用

与しておくと，肺への自然転移が抑制されること[15]．がん転移のときには，ヒト血管内皮細胞層をがん細胞が通過（浸潤）することが絶対必要なのだが，この浸潤を ECG，EGCG，テアフラビンが強く阻害（図 5-2）すること[16]もわかっている。これらのポリフェノール類はヒトがん細胞が浸潤するときに分泌されるタンパク質分解酵素（マトリックスメタロプロテアーゼ：MMPs）活性を阻害することを著者らも認めている。がん転移には，血管内を流れてきたがん細胞が血管内皮に接着および浸潤することが必須であるが，ガレート基を持つエステル型カテキンはその過程を阻害する。

疫学的な調査もいくつか報告されている。静岡県の茶生産地である川根でがん死亡率，特に胃がん死亡率がきわめて少ないことや茶の飲用量が多ければがん罹患率が低くなることが明らかにされている[17]。特に発がんと関連が深いといわれているフェリチンの血中濃度が 1 日に 10 杯以上飲む人で少ないこと[18]も興味深い。また，茶の抽出液が，胃がんとの関連性が高いといわれているヘリコバクターピロリ（ピロリ菌）の増殖を阻止すること[19]やピロリ菌の産生するウレアーゼ活性を阻害すること[20]も明らかにされている。

経口投与した場合，体内に入るカテキンの量が問題になるが，(+)-カテキン-3-O-メチルを2g経口投与したときにヒト血清中に約20μg/mL検出されること[21]，ラットに経口投与したEGCGが質量分析および液体クロマトグラフなどの分析によって血液中で検出されること[22]などが明らかにされている。また，飲んだ茶の中のカテキン類（400mg）が血液1mL中900ng検出されることも報告されている。茶葉中のカテキンが20%で，その50%が溶出し，1杯に1人3g使うとして計算すると，有効量に達するためどの程度茶を飲んだらよいのかがわかるが，抗がん研究の結果などから，1日に5杯以上あるいは10杯以上飲むのがよいといわれている。

これまでのことから，お茶は，がんのできるとき，がんの育つとき，がんが他臓器へ転移するとき，それぞれに抑制効果を示すと考えられる優れた食品であることがわかる。

(3) 生活習慣病予防作用

高コレステロール血症は動脈硬化のおもな原因となっている。したがって，動脈硬化，脳卒中，心筋梗塞などの生活習慣病の予防には，血中コレステロール値を正常に保つことが必要となる。茶カテキン類を高コレステロール食に混ぜることで，ラットの血中コレステロール値の上昇が有意に抑制され[23]，肝臓脂質代謝が改善され[24]，特に悪玉とされているLDLコレステロール値の上昇が抑えられた[25]。カテキンの作用メカニズムについては，腸肝循環するコレステロールの吸収を抑制することによるものと考えられている。

一方，心筋梗塞や脳梗塞などの循環器系疾患のひとつの原因として，血液中の血小板機能の亢進と血小板凝集に続いて起こる血栓形成による血管の塞栓（血管を閉鎖する栓）が考えられるが，茶抽出液およびカテキン類は，血小板凝集を抑制する[26]ことから，血栓を抑制する効果が期待される。また，本態性高血圧（いままで知られている原因ではなく起こる高血圧）において重要な役割を果たすアンジオテンシンⅡを作るアンジオテンシンⅠ変換酵素活性を茶カテキン類が阻害した[27]。*In vivo*（生体内）では，緑茶熱水抽出物の静脈投与によ

りウサギの血圧が持続的に低下すること，茶浸出液を経口投与した高血圧自然発症ラットで血圧上昇が有意に抑えられること，緑茶抽出カテキン類の経口投与により高血圧自然発症ラットの血圧上昇を抑制し，かつ脳卒中易発症ラットの生存日数を延長すること[28]などが報告されている。また，無酸素（窒素充填）処理を行ってγ-アミノ酪酸（GABA）含量を高めたギャバロン茶[29]も抗血圧上昇効果[30]を示した。降圧のメカニズムとして，緑茶カテキンはフリーラジカルの捕捉剤として働き，さらにカリクレイン-キニン系（生体の代表的ペプチド；血管平滑筋を弛緩して血圧を降下させる）に作用することによるものと考察されている。

茶は古くから糖尿病の治療に効果があるといわれてきたが，カテキンをインスリン依存性マウスにブドウ糖とともに経口投与したとき，血糖値が顕著に低下すること[31]が確認され，その作用はインスリン分泌促進とは異なり，糖尿病の大部分を占めるインスリン非依存型糖尿病への効果が期待された。茶抽出物をストレプトゾトシンという薬剤を使って高血糖を誘発したラットに尾静脈投与すると血糖値を降下させることも報告されている。

（4）抗う蝕・抗菌・抗ウイルス作用

茶カテキン類が虫歯を予防することはよく知られており，いくつかの作用機作が報告されている。虫歯（う蝕）は，おもな原因菌であるストレプトコッカスミュータンス（ミュータンス菌）が分泌するグルコシルトランスフェラーゼ（GTF）という酵素が食品中の糖質から不溶性グルカンを合成し，このグルカンを介してミュータンス菌が歯表面に付着し（プラーク形成），さらにできてくる酸により歯のエナメル質が破壊されることにより起こる。茶カテキン類は，ミュータンス菌の増殖阻害作用[32]，GTF活性阻害によるプラーク形成阻害作用[33]を持つことが認められている。また，茶のフレーバー（香気成分）のひとつであるインドールがミュータンス菌の抗菌作用を持つことも報告されている。このようなことから，緑茶から抽出されたカテキン類は，食品素材として広く利用され，子供用の菓子や飲料などに添加されている。特にこの生理機能

に対しては，厚生労働省から特定保健用食品（チョコレートやガムなど）の認定を受けた菓子も広く売られている。

　茶の飲用が，細菌性下痢症に効果があることは古くから知られていたが，茶カテキン類は強い抗菌・抗ウイルス作用を持つことが報告されている。食中毒細菌9株に対する茶カテキン類の最小発育阻止濃度（MIC：菌の発育を阻止する濃度）が調べられ，ボツリヌス菌，セレウス菌，ウエルシュ菌，黄色ブドウ球菌，腸炎ビブリオ菌などに抗菌活性[34]が確認されている。カテキン類のひとつであるEGCGの抗菌作用の機作のひとつとして，細菌の細胞膜構造の破壊[35]が考えられている。その他，植物病原菌に対する抗菌作用，百日咳菌，MRSA（メタンリン耐性黄色ブドウ球菌），マイコプラズマ，インフルエンザウイルス（以上，緑茶カテキン類），インフルエンザウイルス（紅茶テアフラビン）に対する感染阻止能も報告されている。さらに，EGCGがエイズウイルス（HIV）の逆転写酵素を阻害すること[36]が明らかにされており，エイズ治療薬として期待されている。また，茶はカテキン類だけでなく，その香り成分も抗菌作用を有していることが明らかにされ，今後の研究が期待される。

（5）抗アレルギー作用

　アレルギーは過度の免疫反応のひとつであり，アレルギーを発症させる原因物質をアレルゲンという。植物，動物，微生物，食物，薬物，化学物質などのアレルゲンが体内に進入すると，免疫を担当している細胞である体内のマスト細胞，好塩基球，好酸球，Tリンパ球，Bリンパ球などが活性化されて産生・放出する生理活性物質によって体内のいろいろな組織が傷害される現象がアレルギーである。近年，乳幼児の1/3がアレルギーを持っているという報道もあり，アレルギー疾患が増加して大きな社会問題になっている。そこでアレルギーを改善するため，茶葉中の抗アレルギー成分やアレルギー予防因子の探索が行われてきた。抗アレルギー作用の試験には，ラットやマウスのマスト細胞（肥満細胞：血管には存在せず，組織中にある免疫細胞）と呼ばれる，免疫にかかわる細胞がよく用いられる。マスト細胞は，その表面にアレルギー発症に強く関

与するといわれる免疫グロブリンE（IgE）と特異的に結合するレセプター（FcεRI）を持っている。そこへIgE抗体やアレルゲンが結合すると，マスト細胞は活性化されて中から顆粒が放出され，化学伝達物質（ヒスタミン，ロイコトリエンなどのケミカルメディエーター類）が遊離され，またサイトカイン（生理活性物質の一種）なども産生される。これらの生理活性物質が体内の組織を傷害したり，他の免疫を担う細胞を遊走させたり，また活性化してアレルギーを進行させるといわれる。そのため，このケミカルメディエーター，特に細胞内に蓄えられているヒスタミンの遊離量を測定することで，抗アレルギー性の評価を行うことが多い。

　最初に，ラット腹腔内のマスト細胞を使った実験で，茶のタンニン類が抗アレルギー性を持つ可能性があると報告[37]された。茶のタンニン類とは，緑茶の渋味成分であるカテキン類などのポリフェノール物質のことを指す。続いて，ラット腹腔内のマスト細胞を使って，茶葉を熱水で抽出した浸出液のヒスタミン遊離に及ぼす影響が調べられた。"やぶきた"（現在日本で最もポピュラーな品種の名前で，国内の栽培面積の75％以上を占める）の茶葉を緑茶，ウーロン茶，紅茶に製造し，その熱水抽出液をラット腹腔内のマスト細胞に添加して，脱顆粒したときのヒスタミン量を比較した。その結果，すべての茶葉抽出液に抑制活性が認められ，さらにフェノール性物質を特異的に吸着する素材であるポリビニルポリピロリドン（PVPP）処理を行った茶抽出液を用いた実験では，フェノールの吸着量が増加するほどヒスタミン遊離抑制能が減少したことから，活性の本体が主としてフェノール性物質であると推察されている。

　抗アレルギー作用を有する健康食品を開発するために，ウーロン茎茶抽出物の抗アレルギー性も検討された。ウーロン茎茶抽出液がマスト細胞からのヒスタミン遊離とラットの受動皮膚アナフィラキシー反応（passive cutaneous anaphylaxis reaction：PCA反応）を強く抑制したのに対して，ウーロン茶抽出液はわずかな抑制作用を示すにとどまり，ウーロン茎茶抽出物に優れた抗炎症，抗アレルギー作用が見いだされた[38]。

　また，緑茶のカテキン類（EGCG，EGC，ECG，EC，カテキン（C），ガロカテ

キンガレート（GCG））およびカフェインをラット腹腔内のマスト細胞に添加して抗アレルギー性の試験を行ったところ，EC，Cを除くカテキン類とカフェインにヒスタミン遊離抑制効果が認められた[39]。EGCGは前述したように，緑茶のカテキン類の半分を占める最も主要なカテキンであり，EGCGのガロイル基がその活性に重要な部位であると同時に，それを介して細胞膜の安定化などに関与しているものと考えられている。

　さらに，初期アレルギーの中心的な役割を果たすマスト細胞（マウスマスト細胞株MC/9およびPT-18）を用いた実験系を作って，アレルゲン特異的IgEおよびアレルゲン刺激時（脱顆粒時）のヒスタミン遊離量を指標に，抗アレルギー活性を有する茶品種，系統等の探索を行った。その結果，普通煎茶のほとんどを占める品種である"やぶきた"ではなく，紅茶系品種"べにほまれ（茶農林1号)"や台湾系統に強いヒスタミン遊離抑制作用を見いだした[40]。茶種（製造法）では緑茶，弱発酵茶である包種茶（ウーロン茶より軽く発酵させた茶）により強い作用が認められた。マスト細胞内チロシンキナーゼ（細胞内情報伝達系）の活性を調べたところ，PVPPでポリフェノール除去処理すると，その効果が弱くなることから，それらの茶に含有されるポリフェノール類が関与すると考えられた。さらに，抗アレルギー因子の単離・精製を進めたところ，台湾産ウーロン茶や"べにほまれ"緑茶に含まれる抗アレルギー物質は，抗アレルギー作用を含む多様な機能性が報告されているEGCGのガレート基がメチルエーテル化されたメチル化カテキン類，エピガロカテキン-3-O-(3-O-メチル)ガレート（EGCG3"Me）およびエピガロカテキン-3-O-(4-O-メチル)ガレート（EGCG4"Me）（図5-3）であることがわかった[41]。EGCG3"Meはヒト好塩基球株KU812のカルシウムイオノフォア刺激時のヒスタミン遊離も抑制した[42]。

　マウスを使ったⅠ型アレルギー反応実験においてもEGCGに比べ強い抗アレルギー作用を示した。さらにⅣ型アレルギー反応実験である，オキサゾロン誘発皮膚炎検定法により，メチル化カテキン類を含む各カテキンの効果を検討した。Ⅰ型アレルギーに対して抑制効果を示したEGCG3"MeとEGCG4"Meは0.13 mgの耳介への塗布において，耳介浮腫に対する効果（厚さ，重量でそ

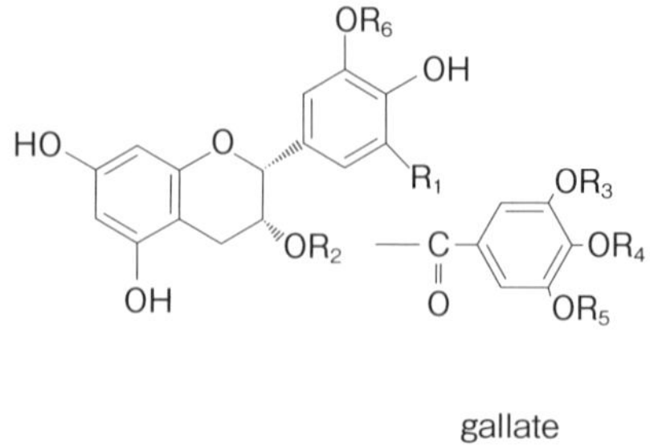

	R_1	R_2	R_3	R_4	R_5	R_6
EGC	OH	H	H	H	H	H
EGCG	OH	gallate	H	H	H	H
ECG3"Me	H	gallate	CH_3	H	H	H
EGCG3"Me	OH	gallate	CH_3	H	H	H
EGCG4"Me	OH	gallate	H	CH_3	H	H
EGCG3",5"diMe	OH	gallate	CH_3	H	CH_3	H
EGCG3',3",5"triMe	OH	gallate	CH_3	H	CH_3	CH_3

図5-3 カテキン類の構造式

れぞれ評価)は,ステロイド系抗炎症剤のヒドロコルチゾンよりやや弱い程度の効果が認められる。また,4種の主要カテキン(EC, ECG, EGC, EGCG)が効果を示さない0.05 mgの塗布において有意な抑制効果を示した[43]ことから,メチル化カテキン類は主要なカテキン類に比べ,抑制効果が高いと考えられる。

これらメチル化カテキン類は,薬物動態解析の結果から,茶の主要なカテキンであるEGCGに比べ,マウス血漿中での安定性が高く,吸収後の血中からの消失がEGCGに比較して緩やかであり,経口投与による吸収率も有意に高値を示す(60分での血中濃度はEGCG3"Me遊離体でEGCGの9倍と高い)[44]。ヒトでも血中濃度は,EGCGの6倍程度になり,代謝も緩やかであった(AUCでEGCGの5.1倍)(図5-4)[45]。このような安定性の高さと吸収率のよさも*in vivo*での強い抗アレルギー作用にかかわっていると考えている。

これらメチル化カテキンの作用としては,マスト細胞内チロシンキナーゼ(Lyn)リン酸化阻害[46],カテキンレセプターである67LRを介した高親和性

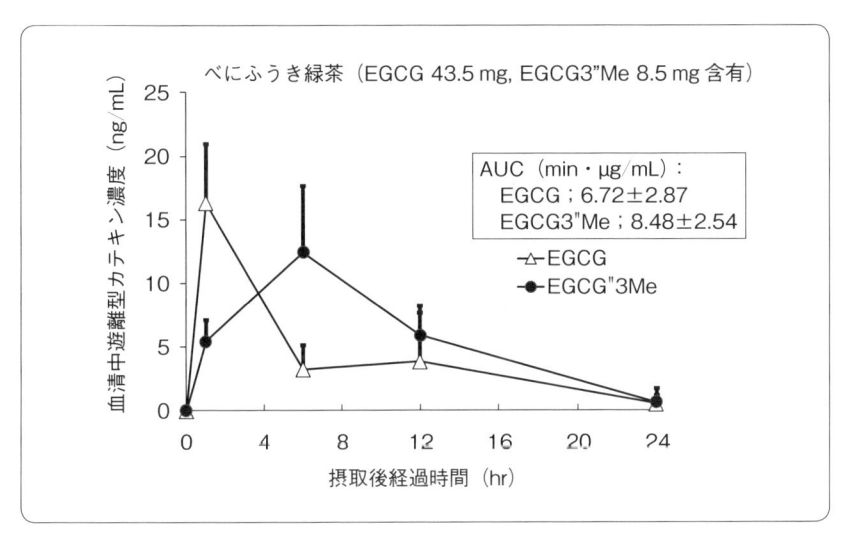

図5-4 "べにふうき"緑茶飲用後のEGCGおよびEGCG3"Me量の血中濃度の推移（ヒト，$n=6$）

文献45）より引用

IgEレセプター発現抑制[47]やミオシン軽鎖リン酸化阻害[48]が認められており，それらの作用により，脱顆粒が抑制されると考察している。

特に，67LRを介した抗アレルギー作用はEGCGにも認められており，EGCGやEGCG3"Meは，マスト細胞や好塩基球上の脂質ラフトに局在する67LRへの結合，MAPKであるERK1/2リン酸化抑制，ミオシン軽鎖ホスファターゼの活性調節サブユニットMYPT1の活性化，ミオシン軽鎖リン酸化抑制などのイベントを経て脱顆粒を抑制した。67LRを介した脱顆粒阻害は，エピカテキン（EC），エピガロカテキン（EGC），ストリクチニン，ケルセチンなどには認められなかった。

初期アレルギー反応において，マスト細胞にアレルゲン特異的IgE抗体が結合することが引き金になることは前述の通りである。アレルギー患者は健常人に比べ，血液中のIgE値が高いことが知られており，その過剰産生が花粉症，アトピー性皮膚炎などのアレルギー疾患を発症させる原因のひとつと考えられている。そのため，IgE産生のコントロールはアレルギー制御のうえで重要で

あると考えられる。免疫グロブリン分子は重鎖定常領域の構造によって，IgM，IgG，IgA，IgD，IgE のサブクラスに分けられている。成熟 B 細胞は分化直後に IgM を産生しているが，サイトカインの刺激により他のクラスの重鎖定常領域に遺伝子を組み換えることをクラススイッチと呼び，IgE の場合，IL-4，IL-13，CD40L などにより誘導される。DNA の組み換えに先立ち，IgE 重鎖胚型転写物（εGT）が産生される。そこで，ヒト成熟 B 細胞株 DND39 を用いて IgE 産生を抑制する物質の検索を行い，緑茶中の加水分解型タンニンであるストリクチニンが B 細胞の εGT 発現を強く抑制することが明らかになった[49,50]。ストリクチニンは，健常人由来の末梢血単核球においても IL-4 誘導性の εGT 発現を抑制し，常に εGT 発現をしているアトピー性皮膚炎患者由来の末梢血単核球の εGT 発現も強く抑制した。この作用は，茶葉中カテキン類には認められなかった。また，卵白アルブミン感作マウスでの経口投与試験でも，ストリクチニンは，卵白アルブミン特異性 IgG，IgM には影響を与えず，IgE 産生を特異的に抑制した。ストリクチニンの阻害機構を検討したところ，STAT6 のチロシンリン酸化を抑制することにより IL-4 誘導性の εGT 発現を抑制し，IgE 産生を抑制することが示された。

　茶カテキン類は IL-4 誘導性の εGT 発現を阻害しないが，STAT6 のリン酸化にも影響を及ぼさなかったストリクチニンと似た構造を持つ 1,2-di-O-galloyl-4,6-O-(S)-hexahydroxydiphenyl-β-D-glucopyranose（galloyl-ストリクチニン）やテオガリンもヒト末梢血単核球 IL-4 誘導性 IgE 産生を抑制した[51]。

　茶品種を探索すると，EGCG3"Me は"べにほまれ"とその後代（"べにふじ（茶農林 22 号）"，"べにふうき（茶農林 44 号）"）に多く含まれていた[52]。"べにふうき"の EGCG3"Me は二番茶〜秋冬番茶に多く含まれ（九州以北），紅茶にすると消失するので，緑茶に製造しないと利用できない。葉位では成熟葉に多く含まれ，茎にはほとんど含有されていなかった[53]。これらのことから，実際の生産現場では，4〜5 葉まで大きく伸ばした茶芽を摘採して製造を行っている。"べにふうき"は多収で樹勢が強く，一番茶から秋冬番茶まで製造でき，病害（輪斑病，炭疽病）に強いので農薬を減らすことができ，安全性・安心性の高い農産物と

して栽培できる。

　"べにふうき"緑茶はダニを主抗原とする通年性アレルギー性鼻炎有症者92人の二重盲検無作為群間比較試験で，"べにふうき"緑茶（1日当たりメチル化カテキン34 mg）を12カ月続けて飲用すると，自覚症状におけるくしゃみ発作，鼻汁，眼のかゆみ，流涙スコアにおいて，"やぶきた"緑茶摂取群に比べ有意に軽症で推移した[54, 55]。1日当たりメチル化カテキン17 mg，68 mg投与も比較したが，17 mgでは症状軽減効果はなく，68 mgでは34 mgと同様の結果であった。その他医師による問診，血液検査，理学検査，尿検査の結果から，被験飲料の摂取に起因すると思われる有害事象は観察されなかった。

　スギ花粉症状を示すボランティアにメチル化カテキンを含有する"べにふうき"緑茶や"べにふじ"緑茶とプラセボ緑茶を飲用してもらい，その効果を二重盲検無作為群間比較試験で評価した。花粉の飛散の増加とともに，鼻の症状（くしゃみ，鼻汁，鼻づまり），眼の症状は悪化した。"べにふうき"や"べにふじ"緑茶を飲用している群は，プラセボである"やぶきた"（メチル化カテキンを含まない）緑茶を飲用させている群に比べ，有意に症状スコアの改善が認められた[56, 57]。特に，くしゃみ，鼻汁，眼のかゆみで顕著であった。マスト細胞が脱顆粒するとヒスタミンが放出されるが，そのヒスタミンに依存するといわれるものがくしゃみ，鼻汁，眼のかゆみであり，この結果はそれをよく説明するものと考えられた。福岡県内12施設の耳鼻咽喉科医院を受診したスギ花粉症患者486例に，"べにふうき"緑茶飲用群と"やぶきた"緑茶飲用群に分けて2005年2月1日から毎日，スギ，ヒノキ科花粉飛散終了時まで飲用させた。症状の重症度，薬剤使用量およびQOL障害度をスコア化して2群間内で比較したところ，両群間で眼・鼻症状の日毎推移，QOL障害度に差はなかったが，スギ花粉飛散時期に合計薬剤スコアが"べにふうき"群で低く，特に飛散ピーク時期以降に"やぶきた"群に比べ低く推移する傾向がみられた（$p<0.1$）[58]。

　"べにふうき"緑茶の遅延型アレルギーへの関与を検討するため，マスト細胞からのサイトカイン産生を調べたところ，抗原刺激後2時間で，炎症性サイトカイン TNF-α（腫瘍壊死因子），MIP-1α（好酸球遊走因子），IL-6が多量に産

生された。"べにふうき"緑茶の効果をさらに増強する食品の組み合わせを検討するため,"べにふうき"緑茶と野菜抽出液を組み合わせて抗原刺激後のマスト細胞からのサイトカイン産生に及ぼす影響を調べたところ,"べにふうき"緑茶のみでも TNF-α 産生を約 40％抑制したが,野菜ではショウガのみが単独で TNF-α 産生を約 70％抑制した。ショウガとの組み合わせにおいて TNF-α 産生は 95％抑制され,MIP-1α 産生も強く抑制された。"べにふうき"緑茶とショウガエキスの組み合わせは,マスト細胞抗原刺激後の炎症性サイトカイン産生を強く抑制し,強い抗アレルギー効果が期待された[56]。この in vitro の試験を反映するように,"べにふうき"緑茶の症状スコア軽減効果がショウガエキス添加(3 g のべにふうき緑茶に対しショウガエキスは 60 mg/日)により増強されることがわかった(図5-5)。ショウガを添加すると,対照(プラセボ)の"やぶきた"

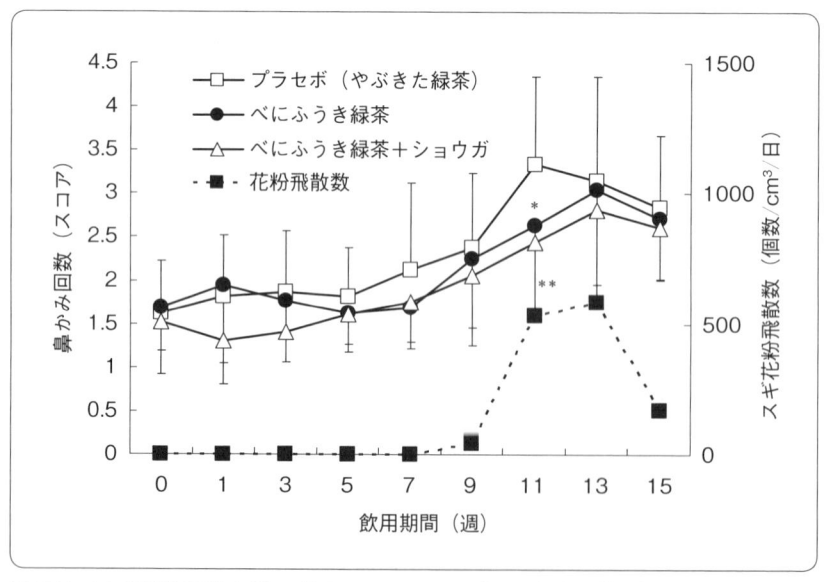

図 5-5 スギ花粉症状を持つボランティアへの"べにふうき"緑茶とショウガの軽減効果

2005 年,静岡県島田市,対照は"やぶきた"緑茶で二重盲験試験として実施,スコアが高いほうが症状がひどい.＊:$p<0.05$,＊＊:$p<0.01$(プラセボと有意差あり).

文献 56)より引用

緑茶飲用群に比べて有意に鼻かみ回数やレスキュー薬の点数を加算したSymptom Medication Scoreが低下し，抗アレルギー薬の節薬効果が認められた．

さらに，"べにふうき"緑茶をスギ花粉飛散後に短期飲用した場合と比較して，花粉飛散1カ月以上前から長期飲用した場合の影響を明らかにするため，オープン無作為群間比較試験で比較した．スギ花粉症有症者36人を2群に分け，"べにふうき"緑茶飲料（1本当たりEGCG3"Meを17mg含有）を1日2本ずつ飲用してもらった．長期飲用群では花粉飛散1カ月以上以前から飲用し，短期飲用群では花粉飛散が始まり症状が出始めてから飲用を開始した．平年より少ないスギ花粉の飛散条件においても，花粉の飛散に伴い，各症状が悪化し，鼻かみ回数，咽頭痛スコアにおいて，長期飲用群が短期飲用群に比べ，花粉飛散に伴う症状の悪化が有意に抑制された[59]．鼻かみ回数，咽頭痛とも，症状が最も悪化する週において有意な差がみられ，涙目，生活の質，鼻Symptom Medication Scoreにおいて，長期飲用群が短期飲用群に比べ，花粉飛散に伴う症状の悪化が有意に抑制された（図5-6）．

また，アトピー性皮膚炎中等症の患者7人に"べにふうき"緑茶エキスを含む軟膏を8週間塗布してもらったところ，エキスの入っていない基剤に比べ，有意にステロイド剤とタクロリムス剤の使用量が減少した[60]．また，マウスの試験では，10%"べにふうき"緑茶エキス塗布により，0%エキス塗布に比べ有意に掻破回数が減少したことが報告されている[61]．

茶葉中にはさまざまなカテキンが含有されているので，カテキン（特にメチル化カテキン類）の構造の違いによるマスト細胞からのヒスタミン遊離抑制作用への影響を検討した．その結果，GCG3"Me（ガロカテキン-3-O-（メチル）ガレート）＞EGCG3"Me＞GCG（ガロカテキンガレート）＞EGCG[62]，EGCG3',3",5"triMe（3-O-メチル-エピガロカテキン-3-O-（3,5-O-ジメチル）ガレート）＝EGCG3",5"diMe（エピガロカテキン-3-O-（3,5-O-ジメチル）ガレート）＞EGCG3"Me＞EGCG[63]，ECG3"Me＞GCG3"Me＞EGCG3"Me＞GCG＞CG（カテキンガレート）＞EGCG＞ECG＞EGC＞GC[64]（図5-7）となり，メチル基の数が増加したり，異性化すると活性が高まること，EGCGメチル誘導体よりECGメチル誘導体

134　第5章　お茶の健康機能性

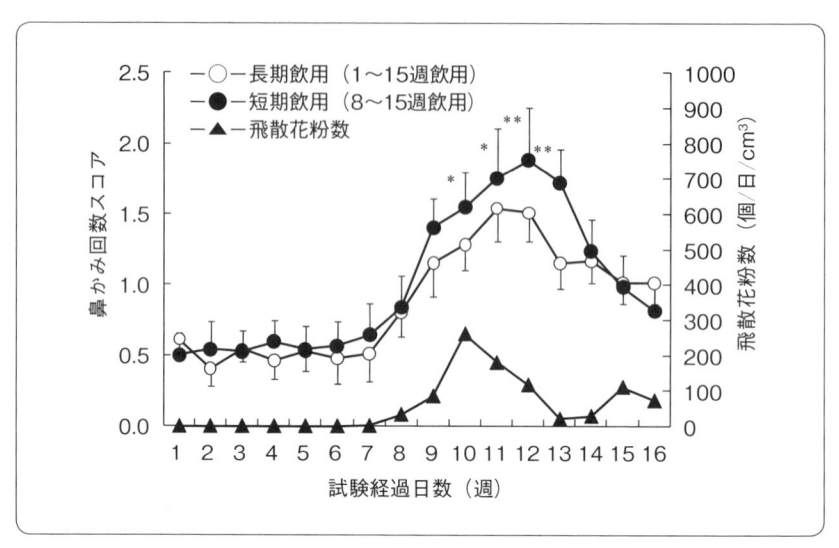

図 5-6　スギ花粉症状を持つボランティアへの"べにふうき"緑茶の飲用タイミングによる効果の相違
スコアが高いほうが症状がひどい．＊：$p<0.05$，＊＊：$p<0.01$（両群間で有意差あり）。
文献 59) より引用

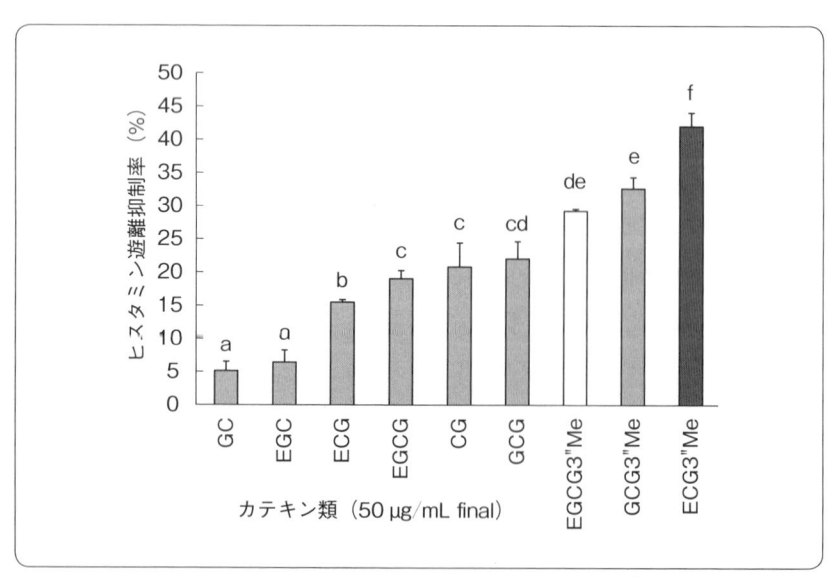

図 5-7　カテキン類の構造によるマスト細胞ヒスタミン遊離抑制作用の差異

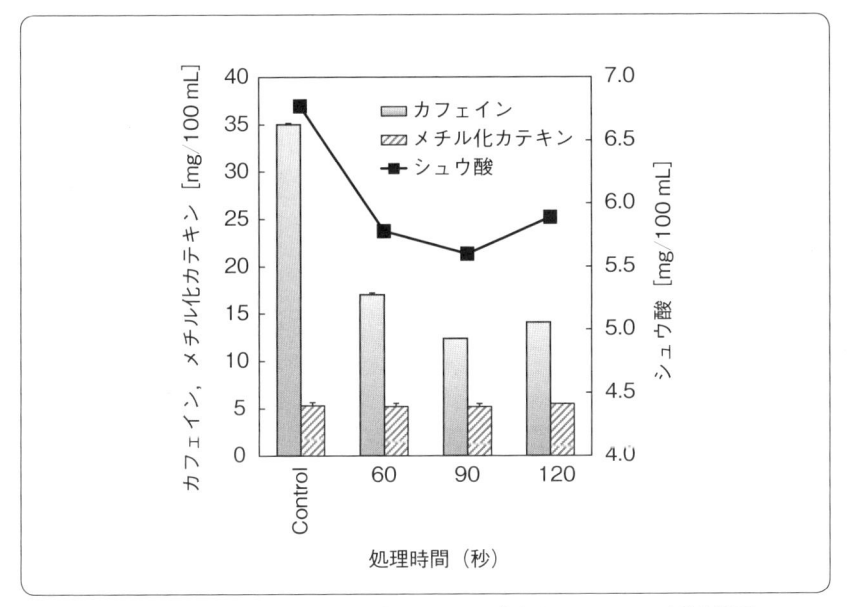

図5-8 熱水処理装置による"べにふうき"中カフェインの低減効果

で活性の高いことが示唆された。

茶には健康機能性を持つカテキンが多量に含有されているが，嗜好性飲料であるためカフェインも数％含有されている。そのため，乳幼児等カフェインリスクの高い消費者のための低カフェイン処理法の検討を行い，"べにふうき"生葉に95℃以上の熱水シャワーを60秒以上吹き付けるとEGCG3"Meを減少させずにカフェインを半減，シュウ酸を10％以上減少させられること（図5-8）[65]を明らかにし，その性質を利用した装置開発も行われている。

（6）免疫賦活作用

茶葉中のEGCが，HL-60誘導マクロファージ様細胞の貪食能活性化作用（免疫賦活作用）を有していること，マウスに経口投与するとパイエル板細胞のIgA産生能を増強すること[66]，ヒト試験でEGC含有量の多い緑茶エキスを続けて飲用すると唾液中IgA量のベースが低かった者でIgA量が増加するこ

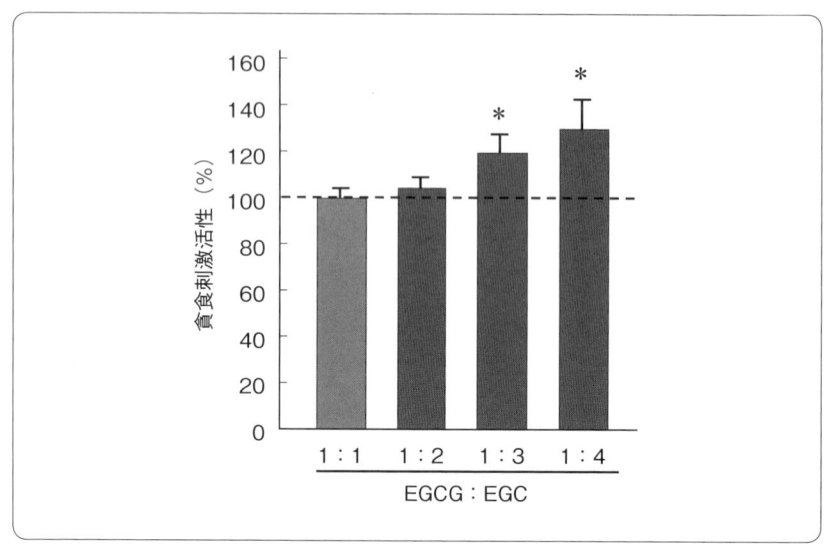

図 5-9　EGCG と EGC の混合液による貪食刺激活性（免疫賦活活性）
＊：$p<0.05$ vs. 1：1

文献 69）より引用

と[67]）が明らかにされた。茶葉中には EGCG が最も多く含まれているが，ECG/EGCG 比が上昇するに従い，マクロファージ貪食能活性化作用が上昇し，EGC/EGCG 比率が 3：1 以上で，対照に比べて有意となった（図 5-9）。また，茶の抽出法を検討したところ，茶の抽出温度が高温（80℃）の場合，抽出液中の EGC/EGCG 比は免疫賦活作用の認められない 1：1 であるが，抽出温度を下げるに従い EGC の含有比率が高くなり，4℃ 1 時間抽出では免疫賦活に効果的な活性成分比率である 3：1 以上となった[68]）。また，この活性化作用は caspase 経路を介していた[69]）。このように，EGC は，感染症予防などの免疫賦活作用が期待される。現在，高 EGC 緑茶の感染症予防効果についてヒト介入試験で検討されている。

5．お茶の健康のための淹れ方と利用法

（1）美味しいお茶の淹れ方，機能性成分を多く抽出する淹れ方

　茶葉中の各成分の抽出率は温度によって異なる。カフェインとカテキンは高温で出やすいので，新茶や上質の煎茶を飲むときは，沸騰させたお湯を70〜80℃くらいに冷まして，じっくりお茶の葉が開くのを待って飲むようにする。アミノ酸（旨味）とカテキン（渋味）のバランスのよい滋味のあるお茶になる。番茶や焙じ茶は熱湯でさっと淹れたほうがさっぱりとした風味が楽しめる。玉露など高級な茶が手に入ったら，50℃くらいまで冷ましたお湯少量でゆっくりと抽出するとアミノ酸の旨味を楽しむことができる。夏であれば，茶葉をパックに入れて，冷蔵庫のなかで一晩水出しすると旨味のよく抽出された茶を楽しむことができる。カテキンを多く摂取したいときには，夏茶を熱湯で時間をかけて抽出するとよい（図5-10）[70]。

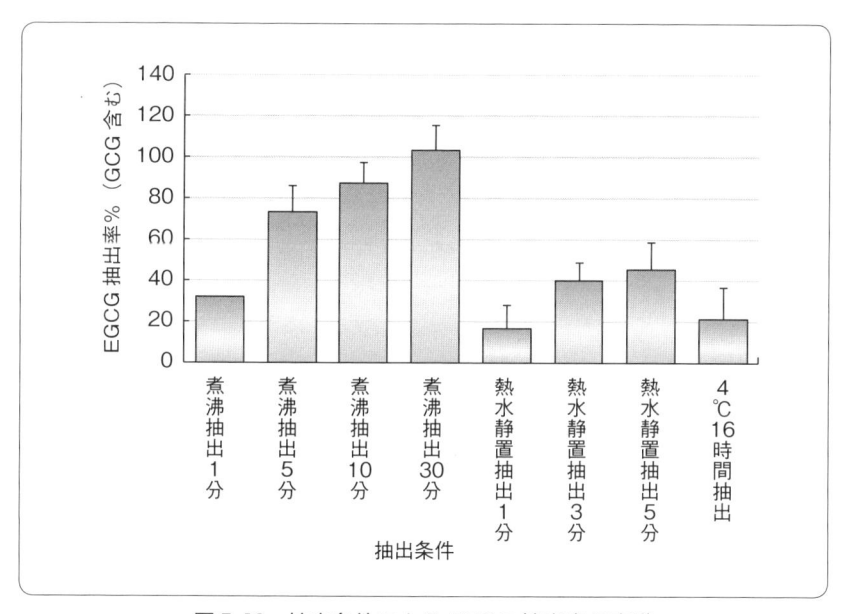

図5-10　抽出条件によるEGCG抽出率の変動

文献70）より引用

（2）お茶を利用した新製品と今後の展開

お茶の機能性を利用した新製品が数多く市場に出回っている。カテキンの抗菌性や消臭性を利用したシーツ，綿，爪楊枝，車の芳香剤，消臭スプレー，トイレットペーパー，入浴剤，茶染め衣類，殺菌スプレー，殺菌石鹸，殺虫剤（なめくじ退治），空気清浄機・エアコン（カテキンフィルタ），シックハウス用タンス棚のカテキンコート下敷き，塗料や抗う蝕性を利用した子供用の菓子・歯みがき，生活習慣病予防などをねらったカテキン卵・酒割り煎茶，食物繊維を利用した茶殻のつくだ煮など，さまざまな商品が販売されている。また，魚の色保持のため，赤い魚などが処理されている場合もある。もちろん，そば，アイスクリーム，てんぷらなどさまざまな食品にもお茶を使用したものを見かける機会が多い。

前述したメチル化カテキン類を多く含む"べにふうき"緑茶に関しては，2006年から容器詰め飲料，菓子，健康食品が上市された。2007年以降にも新たな製品開発に取り組み，ベビーパウダー，入浴剤，ボディソープ，ベビー沐浴剤，インスタントティ，濃縮粒，ローションティッシュ，石けん，保湿クリームなどが上市され（図5-11），現在も新製品開発が続いている。これはメチル化カテキンが経口投与だけでなく，経皮投与でも抗アレルギー作用を示すために経口摂取以外の医薬部外品も開発されたためである。

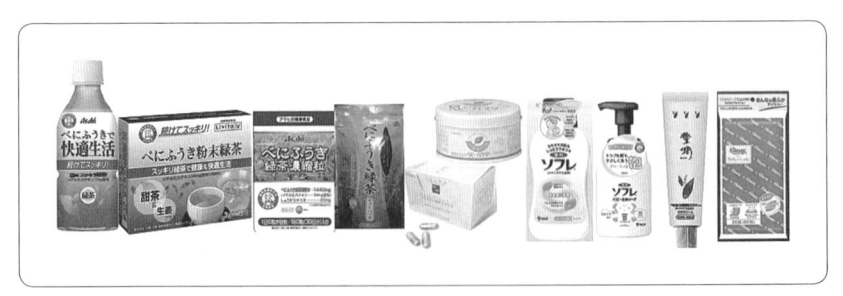

図5-11　メチル化カテキンを利用した製品群

6. おわりに

　茶はカテキン類だけでなく，フラボノイドを含め，さまざまなポリフェノールを数十種類含有しており，また，品種，製法（発酵茶，半発酵茶，不発酵茶）によってもその含量・組成に違いがある。今後，カテキン類だけでなく，さまざまなポリフェノール類の健康機能性を検索し，その作用機作，生体利用性，調理・加工条件での変化などの研究に取り組んでいく必要がある。最も大切なことは，ヒトで本当に効果があるのか，という点であり，今後ますます，ヒト介入試験や観察研究により科学的根拠を明らかにしていく必要がある。

　健康を考えるためには，まず適正な食生活であり，そのなかでも茶という嗜好飲料は非常に重要な役割を果たすものと考えている。また，アレルギーについて考えてみても，副作用なく日々の飲料摂取でアレルギーが軽減されるとしたら，アレルギーで悩まされる現代社会に非常に大きな福音をもたらすと期待される。今後の研究の進展に期待したい。

文　献

1) Kada T., Kaneko K., Matsuzaki S. et al.：Detection and chemical identification of natural bio-antimutagens. A case of the green tea factor. Mutation Res, 1985；150；127-132.
2) 静岡県茶業会議所（編）：新茶業全書．静岡県茶業会議所，1987.
3) 村松敬一郎，小國伊太郎，伊勢村　護・他（編）：茶の機能．学会出版センター，2002.
4) 松崎妙子，原　征彦：茶葉カテキン類の抗酸化作用について．日本農芸化学会誌，1985；59；129-134.
5) Okuda T., Kimura Y., Yoshida T. et al.：Studies on the activities of tannins and related compounds from medicinal plants and drugs. Ⅰ. Inhibitory effects on lipid peroxidation in mitochondria and microsomes of liver. Chem Pharm Bull, 1983；31；1625-1631.
6) Shiraki M., Hara Y., Osawa T. et al.：Antioxidative and antimutagenic effects of theaflavins from black tea. Mutation Res, 1994；323；29-32.
7) Yen G.C. and Chen H.Y.：Antioxidant Activity of Various Tea Extracts in Re

lation to Their Antimutagenicity. J Agric Food Chem, 1995；43；27-32.
8) 宮澤陽夫, 仲川清隆：抗酸化成分の機能評価法. 日本油化学会誌, 1998；47；1073-1082.
9) 内田真嗣, 枝松　礼, 平松　緑・他：縮合型タンニンのラジカル消去作用. 脳研究会誌, 1988；14；243-245.
10) Arimoto-Kobayashi S., Inada N., Sato Y. et al.：Inhibitory effects of (-)-epigallocatechin gallate on the mutation, DNA strand cleavage, and DNA adduct formation by heterocyclic amines. J Agric Food Chem, 2003；51；5150-5153.
11) Katiyar S.K., Agarwal R., Wang Z.Y. et al.：(-)-Epigallocatechin-3-gallate in Camellia sinensis leaves from Himalayan region of Sikkim：inhibitory effects against biochemical events and tumor initiation in Sencar mouse skin. Nutr Cancer, 1992；18；73-83.
12) Fujiki H., Suganuma M., Okabe S. et al.：A new concept of tumor promotion by tumor necrosis factor-alpha, and cancer preventive agents (-)-epigallocatechin gallate and green tea-a review. Cancer Detect Prev, 2000；29；91-99.
13) Komori A., Yatsunami J., Okabe S. et al.：Anticarcinogenic activity of green tea polyphenols. Jpn J Clin Oncol, 1993；23；186-190.
14) Okuda T., Mori K. and Hayatsu H.：Inhibitory effect of tannins on direct-acting mutagens. Chem Pharm Bull, 1984；32；3755-3758.
15) Taniguchi S., Fujiki H., Kobayashi H. et al.：Effect of (-)-epigallocatechin gallate, the main constituent of green tea, on lung metastasis with mouse B16 melanoma cell lines. Cancer Lett, 1992；65；51-54.
16) Maeda-Yamamoto M., Kawahara H., Tahara N. et al.：Effects of Tea Polyphenols on the Invasion and Matrix Metalloproteinases Activities of Human Fibrosarcoma HT1080 Cells. J Agric Food Chem, 1999；47；2350-2354.
17) 小國伊太郎：緑茶の機能性. 静岡県立大学短期大学部研究紀要, 2000；14-1；77-88.
18) Imai K. and Nakachi K.：Cross sectional study of effects of drinking green tea on cardiovascular and liver diseases. Br Med J, 1995；310；693-696.
19) Mabe K., Yamada M., Oguni I. et al.：$In\ vitro$ and $in\ vivo$ activities of tea catechins against $Helicobacter\ pylori$. Antimicrob Agents Chemother, 1999；43；1788-1791.
20) Hassani A.R., Ordouzadeh N., Ghaemi A. et al.：$In\ vitro$ inhibition of $Helicobacter\ pylori$ urease with non and semi fermented Camellia sinensis. Indian J Med Microbiol, 2009；27；30-34.
21) Hackett A.M. and Griffiths L.A.：The quantitative disposition of 3-O-methyl-(+)-[U-^{14}C] catechin in man following oral administration. Xenobiotica,

1985;15;907-914.
22) Okushio K., Matsumoto N., Suzuki M. et al.: Absorption of (−)-epigallocatechin gallate into rat portal vein. Biol Pharm Bull, 1995;18;190-191.
23) Muramatsu K., Fukuyo M. and Hara Y.: Effect of green tea catechins on plasma cholesterol level in cholesterol-fed rats. J Nutr Sci Vitaminol, 1986;32;613-622.
24) 岩田多子,稲山貴代,三輪里見:果糖誘導性高脂血症ラットの血漿ならびに肝臓脂質代謝に及ぼす中国緑茶,烏龍茶,紅茶の影響.栄養学雑誌,1988;46;289-298.
25) 福与真弓,原 征彦,村松敬一郎:茶葉カテキンの構成成分である(−)エピガロカテキンガレートの血中コレステロール低下作用.日本栄養・食糧学会誌,1986;39;495-500.
26) 並木和了,中山みどり,立山千草・他・日本農芸化学会誌,1991;65;189.
27) 原 征彦,松崎妙子,鈴木建夫:茶成分のアンジオテンシンI変換酵素阻害能について.日本農芸化学会誌,1987;61;803-808.
28) 原 征彦,外岡史子:茶カテキンのラット血圧上昇に及ぼす抑制効果.日本栄養・食糧学会誌,1990;43;345-348.
29) 津志田藤二郎,村井敏信,大森正司・他:γ-アミノ酪酸を蓄積させた茶の製造とその特徴.日本農芸化学会誌,1987;61;817-822.
30) Abe Y., Umemura S., Sugimoto K. et al.: Effect of green tea rich in gamma-aminobutyric acid on blood pressure of Dahl salt-sensitive rats. Am J Hypertens, 1995;8;74-79.
31) 浅井 肇,久納保夫,小川晴子・他:自然発症糖尿病マウスにおけるアルミニウム・茶カテキン錯体の血糖低下作用.基礎と臨床,1987;21;4601-4604.
32) Sakanaka S., Kim M., Taniguchi T, et al.: Antibacterial substances in Japanese green tea extract against *Streptococcus mutans*, a cariogenic bacterium. Agric Biol Chem, 1989;53;2307-2311.
33) Hattori M., Kusumoto I.T., Namba T. et al.: Effect of tea polyphenols on glucan synthesis by glucosyltransferase from *Streptococcus mutans*. Chem Pharm Bull, 1990;38;717-720.
34) 原 征彦,石上 正:茶ポリフェノール類の食中毒細菌に対する抗菌活性.日本食品工業学会誌,1989;36;996-999.
35) 生貝 初,原 征彦,大鶴 洋・他:Epigallocatechin gallateの膜傷害作用に関する研究.日本化学療法学会雑誌,1998;46;179-183.
36) Nakane H. and Ono K.: Differential inhibitory effects of some catechin derivatives on the activities of human immunodeficiency virus reverse transcriptase and cellular deoxyribonucleic and ribonucleic acid polymerases. Biochemistry,

1990 ; 29 ; 2841-2845.
37) 前田有美恵,山本政利,増井俊夫・他:茶抽出液の肥満細胞ヒスタミン遊離抑制活性.茶の抗アレルギー作用に関する研究 第1報.食品衛生学雑誌,1989 ; 30 ; 295-299.
38) 大須博文,竹尾忠一,杉山 清・他:緑茶成分の抗アレルギー作用に関する研究. Fragrance J, 1990 ; 11 ; 50-53.
39) Matsuo N., Yamada K., Shoji K. et al. : Effect of tea polyphenols on histamine release from rat basophilic leukemia (RBL-2H3) cells : the structure-inhibitory activity relationship. Allergy, 1997 ; 52 ; 58-64.
40) Maeda-Yamamoto M., Kawahara H., Matsuda N. et al. : Effects of tea infusions of various varieties or different manufacturing types on inhibition of mouse mast cell activation. Biosci Biotechnol Biochem, 1998 ; 62 ; 2277-2279.
41) Sano M., Suzuki M., Miyase T. et al. : Novel antiallergic catechin derivatives isolated from oolong tea. J Agric Food Chem, 1999 ; 47 ; 1906-1910.
42) Tachibana H., Sunada Y., Miyase T. et al. : Idenfication of a methylated tea catechin as an inhibitor of degranulation in human basophilic KU812 cells. Biosci Biotechnol Biochem, 2000 ; 64 ; 452-454.
43) Suzuki M., Yoshino K., Maeda-Yamamoto M. et al. : Inhibitory effects of tea catechins and O-methylated derivatives of (−)-epigallocatechin-3-O-gallate on mouse type IV allergy. J Agric Food Chem, 2000 ; 48 ; 5649-5653.
44) 佐野満昭,宮瀬敏男,立花宏文・他:茶成分の抗アレルギー作用.Fragrance J, 2000 ; 28 ; 46-52.
45) Maeda-Yamamoto M., Ema K. and Shibuichi I. : In vitro and in vivo anti-allergic effects of 'benifuuki' green tea containing O-methylated catechin and ginger extract enhancement. Cytotechnology, 2007 ; 55 ; 135-142.
46) Maeda-Yamamoto M., Inagaki N., Kitaura J. et al. : O-methylated catechins from tea leaves inhibit multiple protein kinases in mast cells. J Immunol, 2004 ; 172 ; 4486-4492.
47) Fujimura Y., Tachibana H., Maeda Yamamoto M. et al. : Antiallergic tea catechin, (−)-epigallocatechin-3-O-(3-O-methyl)-gallate, suppresses FcεRI expression in human basophilic KU812 cells. J Agric Food Chem, 2002 ; 50 ; 5729-5734.
48) Fujimura Y., Umeda D., Yano S. et al. : The 67kDa laminin receptor as a primary determinant of anti-allergic effects of O-methylated EGCG. Biochem Biophys Res Commun, 2007 ; 364 ; 79-85.
49) Tachibana H., Kubo T., Miyase T. et al. : Stricitinin inhibits interleukin 4-induced STAT6 activation and antigen-specific IgE production. Proceedings on

2001 international conference on O-cha (tea) culture and science. pp.234-237, 2002.
50) Tachibana H., Kubo T., Miyase T. et al.: Identification of an inhibitor for interleukin 4-induced epsilon germline transcription and antigen-specific IgE production *in vivo*. Biochem Biophys Res Commun, 2001；280；53-60.
51) Honma D., Tagashira M., Kanda T. et al.: Identifications of inhibitors of IgE production by human lymphocytes isolated from 'Cha Chuukanbohon Nou 6' tea leaves, J Sci Food Agric, 2010；90；168-174.
52) 山本（前田）万里，佐野満昭，松田奈帆美・他：茶の品種，摘採期と製造法によるエピガロカテキン-3-*O*-(3-*O*-メチル）ガレート含量の変動．日本食品科学工学会誌，2001；48（1）；64-68.
53) Maeda-Yamamoto M., Nagai H., Asai K. et al.: Changes in epigallocatehin-3 *O* (3-*O*-methyl) gallate and strictinin contents of tea (*Cemellia sinensis* L.) cultivar 'Benifuki' in various degree of maturity and leaf order. Food Sci Technol Res, 2004；10；186-190.
54) 安江正明，池田満雄，永井　寛・他：通年性アレルギー性鼻炎患者を対象とした「べにふうき」緑茶の抗アレルギー作用並びに安全性評価．日本臨床栄養学会誌，2005；27；33-51.
55) 安江正明，大竹康之，永井　寛・他：「べにふうき」緑茶の抗アレルギー作用並びに安全性評価：軽症から中等症の通年性アレルギー性鼻炎患者，並びに健常者を対象として．日本食品新素材研究会誌，2005；8；65-80.
56) 山本（前田）万里，永井　寛，江間かおり・他：季節性アレルギー性鼻炎有症者を対象とした"べにふうき"緑茶の抗アレルギー作用評価とショウガによる増強効果．日本食品科学工学会誌，2005；52；584-593.
57) 山本（前田）万里，永井　寛，浅井和美・他：メチル化カテキン含有緑茶「べにふじ」の連続摂取によるスギ花粉症者への有用性と安全性について．健康・栄養食品研究，2004；7；55-70.
58) 岸川禮子，宗　信夫，井上定三・他：べにふうきのスギ花粉症に対する効果比較試験．日本補完代替医療学会誌，2007；4；127-136.
59) Maeda-Yamamoto M., Ema K., Monobe M. et al.: The efficacy of early treatment of seasonal allergic rhinitis with benifuuki green tea containing *O*-methylated catechin before pollen exposure : an open randomized study. Allergol Int, 2009；58；437-444.
60) 藤澤隆夫，山本（前田）万里，後藤晶一：アトピー性皮膚炎に対するメチル化カテキン含有べにふうき茶エキスクリームの有効性と安全性．アレルギー，2005；54；1022.
61) 木谷敏之，鳥居和樹・他：アトピー性皮膚炎のかゆみを改善するべにふうき茶

エキスを配合した入浴剤の研究開発. Fragrance J, 2010；359；64-69.
62) Nagai H., Maeda-Yamamoto M., Suzuki Y. et al.：The development of suitable manufacturing process for 'Benifuuki' green tea beverage, with anti-allergic effects. J Food Sci Agric, 2005；85；1601-1612.
63) Kirita M., Honma D., Tanaka Y. et al.：Cloning of a novel O-methyltransferase from Camellia sinensis and synthesis of O-methylated EGCG and evaluation of their bioactivity. J Agric Food Chem, 2010；58；7196-7201.
64) Maeda-Yamamoto M., Ema K., Monobe M. et al.：Epicatechin-3-O-(3"-O-methyl)-gallate content in various tea cultivars (Camellia sinensis L.) and its in vitro inhibitory effect on histamine release. J Agric Food Chem, 2012；60；2165-2170.
65) 山本（前田）万里，長屋行昭，三森　孝・他：低カフェイン処理機を用いて製造した「べにふうき」緑茶の化学成分変動と抗アレルギー活性への影響．日本食品工学会誌，2007；8；109-116.
66) Monobe M., Ema K., Tokuda Y. et al.：Enhancement of phagocytic activity of macrophage-like cells by a crude polysaccharide derived from green tea (Camellia sinensis) extract. Biosci Biotechnol Biochem, 2010；4 (6)；1306-1308.
67) 物部真奈美，江間かおり，徳田佳子・他：冷水抽出緑茶の飲用が緑茶常飲者の唾液中分泌型IgA量に与える効果に関する予備的検討．茶業研究報告，2012；113；71-76.
68) Monobe M., Ema K., Tokuda Y. et al.：Effect on thr epigallocatechin gallate/epigallocatechin ratio in a green tea (Camellia sinensis L.) extract of different extraction temperatures and its effect on IgA production in mice. Biosci Biotechnol Biochem, 2010；74；2501-2503.
69) Monobe M., Ema K., Tokuda Y. et al.：Enhancement of phagocytic activity of macrophage-like cells by pyrogallol-type green tea polyphenols through caspase signaling pathways. Cytotechnology, 2010；62；201-203.
70) Maeda-Yamamoto M., Nagai H., Suzuki Y. et al.：Changes in O-methylated catechin and chemical component contents of 'Benifuuki' green tea (Camellia sinensis L.) beverage under various extraction conditions. Food Sci Technol Res, 2005；11；248-253.

● 索 引 ●

欧文索引

A
ACA ·················78
adiponectin ···············53
Aspelia mossambicensis
································26

B
Beta vulgaris ············59
Borassus flabellifer ······56

C
C.sinensis var. assamica
································43
Camellia sinensis ········42
Capsicum unnuum ·······65
chakasaponin ············44
cholesystokinin············47
Cotylelobium melanoxylon
································58
CPT Ⅱ ················53

D
dioscin ··················57

E
EC ··················· 117
ECG ··················· 117
EGC ··················· 117
EGCG ··················· 117
EGCG3″Me ············ 127
EGCG4″Me ············ 127

G
glucagon-peptide 1 ······47

H
Hydrangea macrophylla
var. thunbergii ········54
hydrangeic acid ·········54
hydrangerol ·············54

I
IBS ···························80

L
l-モノグリセリド ········77
67LR ··················· 128

N
N-アセチルガラクトサミン
······························· 108
N-アセチルグルコサミン
·································85
neuropeptide Y ·········47

P
phyllodulcin ···············54
PPARα ···················53
PPARγ ···················53
　──アゴニスト········54

R
R.laevigata···············51
Rosa canina ···············51

S
serotonin ·················47
Shorea roxbarghii········58

T
trans-tiliroside ············52
TRPA1 ···················78
TRPV1 ···················74

V
vaticanol G ···············58
vernodalin ···············21
Vernonia amygdalina ···17
vernonioside ···············22
　──B1 ···············22

W
Wedelia mossambicensis
································26

和文索引

あ

アグレカン集合体 …… 90
アスピリア …… 26
アディポサイトカイン … 55
アフリカの大型類人猿 … 8
甘茶 …… 54
アマチャ …… 56
アミノ糖 …… 88
アリル・イソチオシアネート …… 75
アンチエイジング …… 86

い

育種 …… 103
医食同源 …… 37
一次知覚神経 …… 69
遺伝子組換え技術 …… 103
胃粘膜保護 …… 72
胃排出能抑制作用 …… 46
医療行為への進化 …… 12
陰陽五行説 …… 40

う

ウロン酸 …… 88

え

栄養価 …… 11
エネルギー源 …… 98
エネルギー消費 …… 72
エピカテキン …… 117
── -3-O-ガレート …… 117
エピガロカテキン …… 117
── -3-O-ガレート …… 117
── -3-O-(3-O-メチル)ガレート …… 127
── -3-O-(4-O-メチル)ガレート …… 127
エビデンス …… 90
炎症 …… 91

お

美味しいお茶の淹れ方 …… 137
オウギヤシ …… 56
オートファジー …… 91
温度感受性 TRP 受容体 …… 74

か

覚せい作用 …… 14
学名 …… 102
カテキン類 …… 117
過敏性腸症候群 …… 80
カプサイシノイド …… 66
カプサイシノール …… 77
カプサイシン …… 66
──入りクリーム …… 70
──受容体 …… 74, 76
カプサンチン …… 65
カプシエイト …… 76
カプシコニエイト …… 77
かぶせ茶 …… 115
カプソルビン …… 65
辛味刺激 …… 71

き

ガランガル …… 78
がんの成長抑制作用 …… 14
含硫化合物 …… 78

寄生虫感染症 …… 11
寄生虫駆除 …… 7, 11
キチナーゼ …… 98
キチン …… 93
キトサン …… 93
強心作用 …… 14
玉露 …… 115
金匱要略 …… 39
菌類 …… 100

く

駆除効果 …… 27
クチクラ …… 93
駆虫 …… 14
──剤 …… 14
グリコサミノグリカン … 74
グルコサミン …… 85

け

結合組織 …… 88
血栓予防 …… 91
ケラタン硫酸 …… 87
減塩効果 …… 71
健康の維持 …… 12

こ

抗アレルギー作用 …… 125
抗ウイルス作用 …… 124
抗う蝕作用 …… 124
抗炎症効果 …… 86

抗がん作用……………121
抗菌活性物質……………14
抗菌作用………………124
抗酸化作用……………120
高脂血症改善作用………45
合成カプサイシン………67
黄帝内経…………………38
抗糖尿病効果……………44
抗動脈硬化………………91
抗肥満作用………………47
五味五性…………………40
コンドロイチン………108
　　──硫酸……………87

さ

細胞外マトリックス……88
細胞壁…………………100
殺菌………………………14
サポニン…………………43
サメ軟骨………………108
サンショウ………………77

し

資化………………………98
自己治療能………………12
ジヒドロイソクマリン…54
住血吸虫…………………14
周礼………………………39
ショウガ…………………77
ショウガオール……68, 77
消化管運動………………72
傷寒論……………………38
小腸内輸送能亢進作用…46
食医………………………39
植物病原菌……………101

食物アレルギー…………97
食欲抑制作用……………47
新規ステロイド配糖体類
　………………………22
ジンゲロール………68, 77
神農本草経………………38
辛味刺激…………………71

す

髄部苦汁摂取行動………17
スコービル値……………68
スチルベンオリゴマー…58
ストリクチニン………130
スピロスタン型ステロイド
サポニン……………57

せ

生活習慣………………109
　　──病予防作用……123
セスキテルペンラクトン類
　………………………22
セルロース………………93
煎茶……………………115

た

体内動態…………………92
体熱産生…………………72
唾液分泌…………………71
玉緑茶…………………116

ち

窒素源……………………98
茶………………………113
チャ………………………42
茶花………………………42

腸結節虫症の治癒………25
腸内寄生虫感染症………14
鎮痛薬……………………79
チンパンジー……………7

て

テアニン………………119
テアフラビン…………117
テアルビジン…………117
テンサイ…………………59
伝承農法………………101
天然型グルコサミン……87

と

トウガラシ属……………63
同定……………………102
糖尿病……………………90
突然変異………………103
トリテルペン配糖体……59

に

二次代謝産物……………7
日常食……………………16
乳がん治療………………35
ニンニク…………………78

は

パームシュガー…………56
バイオマス………………93
発汗………………………71
発酵………………………97
　　──茶………………115
葉の呑み込み行動………26
番茶……………………116

ひ

ヒアルロン酸…………87
非栄養的……………… 8
被食阻害物質…………11
微生物発酵……………97
美白……………………91
美肌効果………………86
ピペリン………………68
病気の治療……………12

ふ

不発酵茶……………… 115
プロテオグリカン………88
分類…………………… 102

へ

ベルノニア……………17
変異原…………………103

変形性関節症…………86

ほ

ぼてぼて茶……………43
ポリフェノール……… 117
本草綱目………………39
本朝食鑑………………39

ま

マハレ………………… 7

み

ミョウガ………………78
民間生薬………………16
民族生薬学………… 13, 31

め

メタボリックシンドローム
………………………37

免疫賦活作用…… 14, 135

や

薬食同源………………37
薬用食品………………42
薬用植物利用………… 7
薬理的活性スクリーニング
………………………16
薬理的効果…………… 8
野生霊長類…………… 7

ろ

老化防止………………86
ローズヒップ…………51
ローヤルゼリー………78

〔編著者紹介〕

大東　　肇（おおひがし　はじめ），序章
　　京都大学名誉教授，福井県立大学名誉教授

〔著者紹介〕（五十音順）

木元　　久（きもと　ひさし），第4章
　　福井県立大学生物資源学部
マイケル・A・ハフマン，第1章
　　京都大学霊長類研究所
山本(前田)　万里（やまもと[まえだ]　まり），第5章
　　（独）農業・食品産業技術総合研究機構食品総合研究所
吉川　雅之（よしかわ　まさゆき），第2章
　　京都薬科大学名誉教授，静岡県立大学薬学部客員教授
渡辺　達夫（わたなべ　たつお），第3章
　　静岡県立大学食品栄養科学部

人と食と自然シリーズ　4
食べものとくすり―食の薬効を探る―

2014年（平成26年）3月31日　初版発行

監　修　　京都健康フォーラム

発行者　　筑紫恒男

発行所　　株式会社 建帛社
　　　　　KENPAKUSHA

112-0011 東京都文京区千石4丁目2番15号
　　　　TEL（03）3944-2611
　　　　FAX（03）3946-4377
　　　　http://www.kenpakusha.co.jp/

ISBN 978-4-7679-6174-3　C3047　　　　壮光舎印刷/愛千製本所
©京都健康フォーラム，2014　　　　　　　Printed in Japan
（定価はカバーに表示してあります）

本書の複製権・翻訳権・上映権・公衆送信権等は株式会社建帛社が保有します。
[JCOPY]〈(社)出版者著作権管理機構　委託出版物〉
本書の無断複写は著作権法上での例外を除き禁じられています。複写される
場合は，そのつど事前に，(社)出版者著作権管理機構（TEL 03-3513-6969,
FAX 03-3513-6979, e-mail:info@jcopy.or.jp）の許諾を得て下さい。

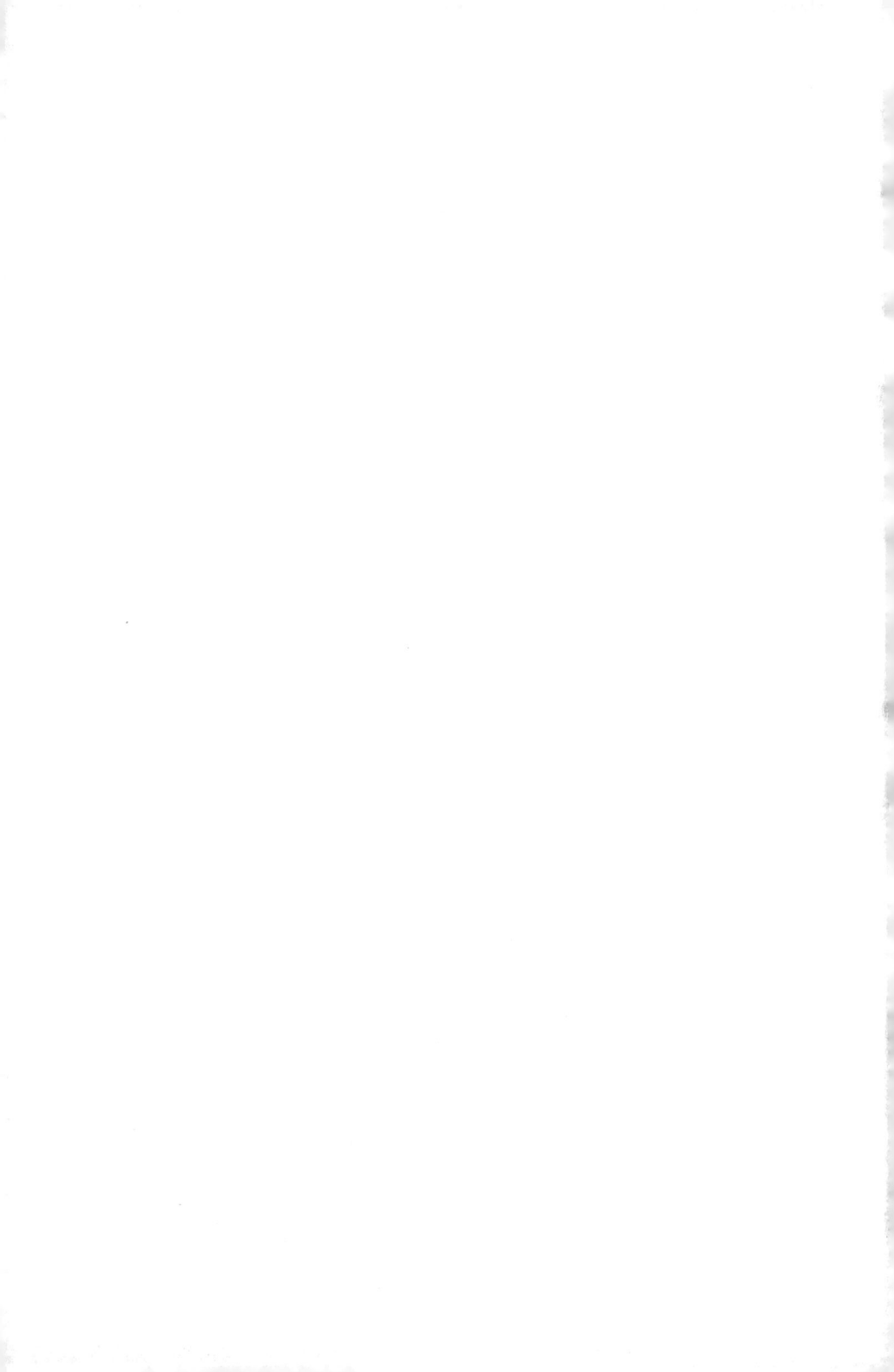